湖南省教育科学"十三五"规划课题"新时代高职院校学生健康成长的教育生态环境研究"（课题编号：XJK19BZY061）阶段性成果

Xinshidai Gaozhi Xuesheng Jiankang Chengzhang de Jiaoyu Shengtai Huanjing Yanjiu

新时代高职学生健康成长的教育生态环境研究

喻念念　著

U0383848

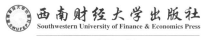

西南财经大学出版社
Southwestern University of Finance & Economics Press

中国·成都

图书在版编目(CIP)数据

新时代高职学生健康成长的教育生态环境研究/ 喻念念著.—成都：西南
财经大学出版社，2022.9
ISBN 978-7-5504-5281-7

Ⅰ.①新…　Ⅱ.①喻…　Ⅲ.①健康教育—教学研究—高等职业教育
Ⅳ.①R193

中国版本图书馆 CIP 数据核字(2022)第 033845 号

新时代高职学生健康成长的教育生态环境研究

喻念念　著

责任编辑:刘佳庆
责任校对:植　苗
封面设计:张姗姗
责任印制:朱曼丽

出版发行	西南财经大学出版社(四川省成都市光华村街 55 号)
网　　址	http://cbs. swufe. edu. cn
电子邮件	bookcj@ swufe. edu. cn
邮政编码	610074
电　　话	028-87353785
照　　排	四川胜翔数码印务设计有限公司
印　　刷	四川五洲彩印有限责任公司
成品尺寸	170mm×240mm
印　　张	10. 75
字　　数	193 千字
版　　次	2022 年 9 月第 1 版
印　　次	2022 年 9 月第 1 次印刷
书　　号	ISBN 978-7-5504-5281-7
定　　价	68. 00 元

前言

　　高等教育生态学是一门介于高等教育学与生态学之间的边缘交叉学科，主要探讨的是如何借助于生态学的理论体系来分析高等教育的问题，以及高等教育领域究竟存在怎样的生态规律，高等教育生态系统是怎样实现自身功能运转的。高职院校是中国高等教育的重要组成部分，其主要开办专科层次的专业，以培养高素质技术技能型人才为主要目标。它有着高等教育的共性，同时也有着不同于普通高等教育的特性。本书采用生态思维方法，将高职院校学生健康成长的教育生态环境作为一个整体，综合考虑环境系统内的各个生态主体、生态环境要素，对高职院校学生健康成长的教育生态环境及环境要素进行全面的分析，提出了一些富有创见性的观点。

　　首先，从高等职业教育概念、特色、要求入手，结合高等教育生态学理论，提出了新时代高职院校教育生态环境的概念，厘清了高职院校教育生态环境系统中的人群组分和环境组分。

　　其次，将高等职业教育生态环境系统理论作为高职院校教育生态环境优化的理论依据，分析了高职院校学生健康成长的教育生态环境的特殊性、问题成因，以及解决问题的对策。

　　最后，从高职院校学生健康成长的教育生态环境的人群组分、环境因素间的相互关系出发，探寻了高职院校学生健康成长的师资管理、教学管理、学生人格教育等生态因子的发展对策。

高等院校的教育生态环境是一个整体的概念，本书对高职教育、高职教育生态环境系统、高职院校教育生态环境、高职院校学生健康成长几个关键生态因素进行了深入研究，希望对高职院校人才培养实践提供一定的帮助和借鉴。

　　本书在编写过程中，力求做到书中内容完整准确，但由于时间、精力和水平有限，方方面面的不足必然存在，诚挚地欢迎广大读者以及专家批评指正。

喻念念

2022 年 1 月

目录

第一章 新时代高职院校教育理论概述

第一节 新时代高等职业教育

一、职业教育

职业教育是指受教育者获得某一种职业或生产劳动所需的职业知识、技能以及职业道德的过程。职工就业前培训、下岗职工再就业培训等职业培训，以及职业高中、中专和技校等职业学校教育都属于职业教育。培养优秀应用型人才以及具备一定文化水平和专业技能的劳动者是职业教育的目的，职业教育更侧重于实践技能以及实际工作能力的培养，而不同于普通教育和成人教育。职业教育是人类社会文明发展的产物，是社会发展进步的产物。职业教育与社会的发展进步相辅相成，而职业教育的职责是促进社会的进步发展。

二、高等职业教育

高等职业教育属于高等教育范畴，是培养高级技术员类人才的高等技术教育，课程和培养计划有其特殊性。它同普通高等教育比较而言更倾向于实际应用且更体现职业属性，它是针对某一特定职业或职业群体的实际需要而设计的。同时，高等职业教育也会针对某一特定学科领域，不像中职教育有时只针对某一具体的职业岗位。由于其课程不侧重所学学科的一般性、理论性、科学性原理，而是强调在个别职业中的实际用途，因此，我国高等职业教育应属于职业教育范畴。

高等职业技术教育属于第三级教育的职业教育和技术教育，包括就业前的职业技术教育和从业后的有关继续教育。

根据高等职业教育在教育体系中所处的地位，我们可以将它的含义概括为：高等职业教育是在中等教育基础上培养高技能人才的专业教育。中等教育的基础是实施高等教育的前提条件，离开了这一基础就不能称其为高等教育，高等职业教育是高等教育的组成部分之一，也必须符合这一条件。

然而，由于高等职业教育的课程计划是定向于某一特定职业，是使受教育者获得某一特定职业或职业群所需的实际技术和专门技能的，而职业和职业群是多种多样的，掌握不同职业和职业群所需的实际技术和专门技能的学习基础可以是甚至必须是多类型的。因此，实施高等职业教育的中等教育基础也应包括多方面。进入高等职业院校学习的学生既可以是普通高中毕业的，也可以是中等职业学校毕业的，还包括那些虽无中等学校毕业文凭，但已具备适应学习要求的相应文化水平和实践经验的求学者，例如已达中级水平的技术工人。与此相应，取得接受高等职业教育资格的方式也应包括考试、考核、推荐、审查等多种形式。高等职业教育的根本任务是培养高级专业技术人才，培养高技能人才是高等职业教育的核心要求。这一要求既体现了职业教育的共同性（培养技能型人才），又反映了高等职业教育区别于初、中等职业教育的特殊性（培养高级技能型人才）；既体现了高等教育的共同性（培养高级专业人才），又反映了高等职业教育区别于普通高等教育的特殊性（培养技能型人才）。这种人才以获得直接就业所需的实际技术和专门技能为主要目的，因此，对他们的职业能力等级进行鉴定，并授予相应的职业资格证书，就成为高等职业教育机构对学生学习质量评定把关的主要方式。

三、新时代高等职业教育理念

所谓"教育理念"，是教育主体在教育实践及教育思维活动中形成的对"教育应然"的理性认识和主观要求。高等职业教育理念可做如下界定：它是指对高等职业教育的理性认识、理想追求及其所持的教育思想，是一种观念，更是一种境界。基于这一界定，本书拟从两个方面就高等职业教育的理念解析。

（一）对高等职业教育的理性认识和理想追求

对高等职业教育的理性认识和理想追求，其实是对高等职业教育体系定位的认识，即厘清高等职业教育与普通高等教育、中等职业教育等教育体系的关系问题。只有明确了高等职业教育的体系，才能对高等职业教育的"实然""应然"状态有一个清晰的了解，有了理性的认识，才能在办学实践中真正发挥高等职业教育在社会发展中的作用。

1. 现行高等职业教育体系的"突然"状态

（1）高等职业教育与普通高等教育、中等职业教育之间的关系尚未理顺

第一，高等职业教育是职业教育中最高层次的教育，它与普通高等教育一起构成了我国现行的高等教育体系，但是，两者也存在着很大的差别。高等职业教育与普通高等教育的培养目标不同。前者具有职业技术性的特点，它的主要任务是培养生产、管理、服务等社会各行业第一线的高级应用型专门人才，将科学技术转化为生产力，包括能把科研与开发设计成果应用于生产中的以工艺技术为主的专门人才，能把决策者的意图具体贯彻到实际工作中的一线管理人才，具有特定专门业务知识技能以及某些特殊的智能型操作人才。而后者的培养目标则具有学术性和研究性，其主要任务是培养科学创新人才，发展科学技术。

第二，高等职业教育与中等职业教育都具有职业教育的属性，但是两者分别属于高等教育、中等教育两种不同层次的教育。高等职业教育的专业适应面比中等职业教育的专业适应面大些，不是对应特定的职业，而是从属于一定的行业（或较大的职业群），培养目标适应于行业发展需要。

总之，由于高等职业教育的培养目标既不同于普通高等教育，也不同于中等职业教育，因此，应该理顺其与普高、中职的关系，不能混淆，也不能相互替代。

（2）现行高等职业教育层次定位单一，无法满足社会发展的需要

我国九年制义务教育之后的普通教育系统，包括普通高中—大学专科—大学本科—硕士研究生—博士研究生教育，而职业教育系统却只有职业高中、职业技校或中专—高职（大专）。

（3）招生体制不合理，造成人们思想上对高等职业教育的认识误区

目前，普通高等学校生源主要来自高考，而高等职业学校的生源来自两种渠道：一部分来自高考，但却是那些普通高校的"落榜生"，其录取分数线不仅大大低于普通高校本科分数线，而且低于普通高校专科分数线，这不但给人们造成高职教育低人一等的误解，而且是造成高职生源质量远远低于普通高校、高职毕业生往往缺少继续深造的后劲儿的实际原因；另一部分来自"三类生"（技校生、职高生、中专生）。就目前来说，"三类生"，尤其是前两类往往是那些上不了普通高中的学生，这部分学生的文化基础知识不如"普高生"扎实，专业适应能力较差，这就为其今后进入高职学习，尤其是进入高

职本科以上层次学习带来了一定的困难。

2. 高等职业教育体系的"应然"状态

(1)"高"和"职"是高等职业教育的本质特征

"高",决定了它必须以一定的现代科学技术、文化和管理知识及其学科为基础，着重进行高智力含量的职业技术教育，要求毕业生能够熟练掌握高智力含量的应用技术和职业技能，并具有一定的对未来职业技术变化的适应性，这是它区别于中等职业技术教育的重要特征。"职"，决定了它主要强调应用技术和职业技能的实用性和针对性，知识及其学科基础注重综合性，围绕生产、建设、管理和服务第一线职业岗位或岗位群的实际需要，以必需、够用为度，这是它区别于普通高等教育的重要特征。

高等职业教育的这两个本质特征，其实是对高等职业教育的一个明确定位，既与普通高等教育作了区分，也将其与中等职业教育的差别体现出来。

(2)完善健全高等职业教育多层次的体系，培养多层次的人才

为了适应社会和经济发展对更高素质应用型人才的需要，应改变现行高职教育体系只有大专层次的落后状况，建立高等职业教育大专—本科—硕士研究生—博士研究生的完整体系，以适应社会和经济对不同层次人才的需要。同时，建立高职教育本科以上体系，可以纠正人们认为高职教育低人一等的观念，有利于缓解高中毕业生的升学压力，为考生架起进入高等学校（主要是高等职业学校）的另一座桥梁。

(二)影响高等职业教育发展的教育思想

职业教育的发展与国家社会经济的发展有着密不可分的关联，然而，起决定作用的最终还是各国政府在职业教育方面实施的政策和措施，这些政策和措施是基于一定的教育思想而制定的。本书对影响高等职业教育发展的教育思想进行梳理，希望能对政府未来制定政策起到参考作用。

1. 市场需求论

高等职业院校要立足区域，着眼当前，面向世界，研究市场。学校要围绕市场办，专业要围绕市场设，质量检验要靠市场，培养受社会欢迎的实用型、应用型、复合型人才。高职院校的"市场定位"要求学校从地方经济发展和社会对科技人才的需求出发，确定教育对象、教育内容和教育运作体制。高等职业教育专业设置的调整要紧紧抓住市场脉搏，对市场有敏锐的感受力，在充分了解经济发展趋势的基础上，对未来劳动力市场的需求及职业教育的发展方向做出科学预测，采取积极主动的办学应变措施，创造条件开设新专业。另

外，由于市场的千变万化，必须建立灵活的反应机制，增强专业设置的灵活性，及时调整专业方向，使专业设置积极适应社会和市场的需要。

由此可见，高职院校的生存与发展离不开市场的导向作用。这种导向作用将有效地发挥高等教育的作用，促进教育资源的有效配置和合理利用。

2. 创业教育的思想

树立以学生为中心的观点，培养学生的创业技能，使毕业生不再仅仅是求职者，而首先成为工作岗位的创造者。这一思想已成为高等职业教育的一项重要内容。创业教育是一种旨在提高受教育者自我谋职或就业能力的教育，是高职院校职业指导的重要内容。创业教育的实质就是培养学生树立创业意识，形成创业初步能力。高职院校肩负着培养数以千万计的社会主义事业建设者和接班人的光荣使命。因此，对学生开展创业教育是高职院校改革和发展的必然选择。高职院校应该加强对学生实施创业教育，培养他们的创业意识、创业精神和创业能力，增强他们的社会适应性，使他们毕业后无论是应聘就业，还是自谋职业、自主创业，都有信心和勇气，有能力干出一番事业。创业精神、创业意识和创业能力是学生基本素质的综合反映，也是学校教育质量的一种体现。创业教育的思想对当前高等职业教育的发展提出了前所未有的挑战，创业教育也为国家和社会培养了一批优秀的人才。其实，创业教育的实质还是对高等职业教育课程体系、师资力量配备的一个高度检验，没有合理的课程体系，没有良好的师资队伍，学生创业能力的培养将无从谈起。

3. 终身教育的思想

建立学习化社会和终身教育体制是21世纪教育的一个重要发展趋势，许多发达国家为了增强劳动力的可持续发展能力，都在制定实施终身职业技术教育的政策。

随着科技、经济的发展，以及职业变动和职业技能的更新加速，从业人员在一生中会多次变动职业和更新职业技能，这就要求高职教育具有较大的灵活性和适应性。因此，高职院校在办学中应尽可能综合化，拓宽专业服务面，培养复合型人才，以适应经济技术结构变动对高级技艺人才的需求。同时，应建立与中职相通，与普通高等教育相连的"立交桥"，为具有不同禀赋的社会成员提供多种成才的途径，为经济建设和社会进步提供多种多样的人才群落。

4. 产学结合的理念

高职产学结合是学院小课堂与社会环境直接结合的形式，是企业参与教育教学、学生参与社会实践的过程。产学结合是职业教育更好地适应劳动力市场的要求，也是体现高等职业教育"以服务为宗旨，以就业为导向"精神的途径之一。今后，随着高等职业教育体系层次的不断提升，除了产学结合之外，研究也将跻身其中，发挥产学研结合的效益。

综上所述，关于影响高等职业教育的教育思想我们在此并没有穷尽，随着各国教育事业的发展，以及各国教育改革步伐的推进，还会不断涌现新的教育思潮，一种新的教育理论的产生必然会对当前的教育发展或多或少产生一定的影响。我们只有认识并理解了这些教育思想对发展我国高等职业教育的作用，才能做到根据实际情况调整和发展各地高等职业教育事业，才能真正达到我们国家大力发展高等职业教育的目的。

第二节　新时代高等职业教育特色论

高等职业教育作为高等教育的一个类型，兼具高等教育的高等性和职业教育的职业性两个基本属性，这种属性决定了高等职业教育既要区别于普通高等教育，又要区别于职业教育其他层次的教育，而显现出高职教育自身的特色。这些特色的凸显将有助于培养高素质、高技能的应用型人才。高职教育的主要特色可以概括为：校企合作与产教融合、现代化与市场化、职业文化导向的高等职业教育三个方面。

一、校企合作与产教融合

创新各层次各类型职业教育模式，坚持产教融合、校企合作，坚持工学结合、知行合一，引导社会各界特别是行业企业积极支持职业教育，努力建设中国特色职业教育体系。校企合作、产教融合已经成为培养技术技能型人才的基本途径，也是现代高职教育发展的主要特色。校企合作办学具有多种模式，校企一体化为其高级形式，产教融合则是校企深度合作的产物。

（一）校企合作的内涵

1. 校企合作的基本内涵

校企合作作为现代高职教育发展的基本途径，它的有效运行与实施是一项复杂的系统工程，涉及社会、行业企业、学校、学生等方方面面的关系和利益，只有最大限度地发挥校企合作功能，才能真正培养应用型技能人才。校企合作是指教育机构与产业界在人才培养、科学研究和技术服务等领域开展的各种合作活动。高职的校企合作就其核心内容而言主要是职业院校与企业在相关人才培养、培训中进行的合作，属于国际上通称的合作教育。因此，校企合作是以培养应用型技术技能型人才为目标，产学合作，校企双方共同参与，以工学结合、顶岗实践为形式的职业教育人才培养基本方式。通过校企合作，学校能掌握企业对高职教育的人才要求，有利于合理设计专业结构，改革课程体系，制定人才培养方案，并充分利用企业的实践平台，培养学生的实践操作技能，开展师资培养与科研合作；企业则通过校企合作解决企业的管理、技术等问题，获得企业需要的高技能人才，为企业的转型升级服务。校企双方在实践教学场所、师资力量、社会服务、信息资源等方面实现互利共赢，促进职业教育的内涵发展。

2. 校企合作的内容

校企合作的内容包括多个方面，但所有合作内容最终都指向学生的实践能力培养。通过合作将学生在课堂上的学习与工作中的学习结合起来，将理论知识应用于实践之中，遵照"实践—认识—实践"的学习规律，以"做中学"和"学中做"的方式，使学习与生产劳动相结合。通过与行业企业的全面合作，提升教学质量，提高学生的实践能力和综合素质。

（1）学生实践的合作

学校通过与企业合作的形式培养学生的实践能力。企业为学校提供实习实训基地、技术指导甚至资金支持，学校派出指导教师对实习全过程进行监控和指导，使学生在生产线将所学的专业理论知识转化为实际操作能力。

（2）师资培养的合作

高职教师不仅要具备一个高校教师的基本能力，还须具备与职业教育相匹配的职业技能，既要传授理论知识，还要动手示范。因此，高职教师的基本能力要求是"双师型"的。但是目前职业院校教师的主要来源是高校毕业生，理论知识较为丰富，实际操作技能不足，缺少实际工作经历和行业背景。这就要求高职院校教师必须经历一个企业实践的过程，以提升教师的综合业务素质。校企合作是解决"双师型"师资的有效途径。让教师进入企业学习或挂职锻炼，扩大企业相关人员与学校教师的交流，实现教师专业化发展。

（3）专业与课程设置的合作

高职教育的一个重要功能是服务区域社会经济的发展，企业是人才需求的主体，专业必须为产业服务。专业设置影响学校的发展，因此，学校应与企业保持紧密联系，只有充分调查、了解区域社会经济发展的需要、行业企业的需要，调查区域内的经济结构、人力资源结构、就业结构，才能科学合理地设置符合社会需要的专业。不仅如此，学校还需要根据专业市场和人才培养规格的需要，调整专业课程结构，与企业合作共同开发课程，以保证教材理论性与实践性的紧密结合，反映企业生产岗位最新生产技术。在专业与课程设置方面校企共同合作，制定专业标准和人才培养方案，企业专业人员参与教材的编写，承担与实践相关的课程教学等。

（4）科研创新的合作

开展科研创新，实现科研成果的产业化是校企合作的又一个重要内容。学校拥有丰富的科研资源，企业则是科研成果的消费场所。校企产学研合作能加快学校的科研成果转化，使其直接融入市场和生产实践。

除此之外，校企合作的内容还包括利用高职院校资源对企业员工进行培训，校企共同办学（包括校内教学机构、校外培训机构等），校企共同举办实体，实行校企一体化实习实训，等等。

（二）校企合作的模式探索

为探索高职院校与企业进行更深入、有效的合作，各学校不断创新各种合作方式和途径，形成了多种多样的校企合作模式。这些模式基本上都结合各个学校的具体情况和本区域的社会经济发展实际，因地制宜，与时俱进，形成了各自的特色和优势。校企合作由早期临近毕业时的实习、就业，逐渐延伸到大一、大二时期的全程实训和教学过程，让企业直接参与到人才培养的整个过程之中，并邀请企业的知名企业家、行业专家担任专业教学指导委员会委员。

我国高职现有的校企合作模式表述多样，新名词迭出，概括起来主要有以下几种形式：

1. 订单式人才培养模式

这种模式是学校与企业签订人才培养协议，按共同制订的人才培养计划组织教学，学生在学校学习与企业生产实践中相互交替，毕业后直接到企业就业。这类合作模式自出现之始就被迅速、广泛地在全国各个职业学校复制。

2. 校企实体合作模式

这是近年比较流行的一种方式，包括校内教学实体（合作组建二级学院、系、专业、班等）、校内培训机构、股份制产业实体（实训基地）。企业以设备、场地、技术、师资、资金等多种形式全方位参与，合作办学，并承担一定的管理职能（如企业负责人或代表兼任董事长或副董事长、院长或副院长等），分享办学效益。

3."2+1"或"2.5+0.5"模式

该模式指学生前两年或两年半在校内进行理论学习和校内生产性实训，最后一年或半年（大三）到企业顶岗实习并进行毕业设计。其中"2.5+0.5"模式几乎成为各类高等院校或中职不言而喻的"潜模式"。

4.企业主导型模式

这类形式在民办高职院校中较为典型，大型企业根据发展的需要或企业发展战略的谋划，在办学中投入资金和设备，从服务社会需要、市场需要出发整合资源，合作办学。

（三）校企一体化

随着我国高职教育的快速发展，校企合作不断深化，形式不断丰富和完善。校企一体化是校企合作的一种高级发展形态，是校企合作由浅层次走向深层次，由松散型走向紧密型的一种具体形式，是校企深度融合、共赢共创的新载体。校企一体化的内涵，是指学校和企业两个独立组织，为提高其竞争力，进行紧密合作，彼此分享所有责任、权利、义务、风险及利益，而建立密切的合作关系，而其本身仍维持独立之法律个体。

（四）产教融合

产教融合是校企深度合作的一种表现。校企一体化是办学形式层面的融合，而产教融合则更多地表现为教学形态层面的融合或"一体化"。学校与企业无缝对接，校企共同参与研讨、制定实用性较强的专业人才培养方案，通过企业平台与市场接轨，构建以应用能力培养为出发点的人才培养体系。产教融合的基本内涵应该表述为：职业教育与经济社会发展相融合、专业设置与产业需求相融合、课程内容与职业标准相融合、教学过程与生产过程相融合、产业岗位职业环境与教学情境相融合，最终达到将学生培养成素质和技能与产业员工职业素质和技能准一致的准员工目的。产教融合的具体环节包含：专业人才培养方案顶层设计、专业课程开发、专业实训基地建设、专业师资培养、专业教学模式设计等主要专业教学环节，还包括生产管理与教学管理融合。

产教融合是高职教育发展的一个新命题，不仅运行机制需要探索，其保障机制更须提前研究，如法规保障机制、督导评价机制、激励补偿机制等，缺乏保障的模式和创新，最终是一种空谈。精选的企业，应在区域或行业有较大影响力，并代表发展方向，同时对发展职业教育有很好的理解，并且有参与兴趣和较强的需求意愿。深度的"产教融合"应建立在产和教的彼此利益关切和紧密联系上，更大胆地探索股份制、混合所有制的路子，特别是在学校的二级学院层面、专业层面，探索股份制、混合所有制，与企业、行业组织建立利益共同体。

二、现代化与市场化

社会经济的高速发展，决定着与之相应的教育也需要共同发展，只有这样教育才能适应时代的要求，才能提供相应的文化或技术服务。高等职业教育从传统的职业教育形态向现代职业教育形态发展是历史的必然。这种转变，集中表现在高等职业教育的观念、管理体制、办学模式、人才培养模式、教育内容和教学手段等方面。

(一) 高职教育的现代化特征

现代化是人类社会从工业革命以来由于现代生产力的发展而产生的社会生活各领域的深刻变革过程。现代化所表现的是科学技术发展的结果，以工业化、城市化、知识化、信息化以及民主化、文明化为基本特征，渗透到社会、经济、文化、思想等各个领域。其中教育现代化使人获得解放，通过"人"的现代化推动人类社会的发展，促进历史的进步。

高职教育现代化是以形成现代职业教育观念为基础，构建现代职业教育体系，完善高职教育体制机制，并以现代化的教育内容和教育手段为媒介，为社会培养数以亿万计的现代化高素质技术技能型人才的职业教育形态。

1. 树立现代化高等职业教育思想

高职教育理念体现在现代化的人才观、专业观、课程观和教学观方面。人才观就是要坚持高等职业教育发展的基本方向，培养适应区域社会经济发展需要的高技术应用型人才，特别是面向生产服务第一线的高技术技能型人才。同时培养学生形成独立获取知识的能力，为学生的终身学习和继续发展奠定基础。树立素质教育和创业教育观念，培养学生的创新创业品质和精神，提高其适应能力和竞争能力。

2. 教学管理现代化

管理现代化是推进高职院校现代化建设，全面提高教育质量的体制保障、机制保障、运行保障。教学管理现代化就是要以高职院校现代化发展战略为目标，确立现代教育管理理念，通过制度建设和治理体系建设，使教学管理计划、组织、领导、人员与现代科学技术、文化思想水平相适应，并借助信息化、网络化等手段，促进管理效益的提高。高职教育管理现代化的关键是师资队伍现代化，要建设一支适应现代产业和社会经济发展需要的"双师型"师资队伍。

3. 专业建设现代化

高职院校专业建设不仅要适应区域经济发展的需要，而且要遵照以就业为导向的原则，满足劳动力市场的需要。专业建设的现代化对高职院校的现代化具有决定性的作用。高职教育专业设置必须依据区域产业发展需要来确定和调整，服务区域特色产业发展。这就要求在进行专业建设的时候，充分了解本区域的经济特征、发展趋势，加强与产业行业的联系和合作，使专业设置符合本区域经济现代化发展。

4. 课程的现代化

课程是专业内涵与目标的具体体现，也是人才培养标准的具体反映。专业的现代化需要通过课程的现代化来实现。现代化的高职课程要及时反映新思想、新技术、新知识、新方法、新信息、新规范，突出学生能力的培养，科学教育与人文教育并举。

5. 办学条件现代化

办学条件现代化是高职教育现代化的基础，是衡量一所学校现代化程度的基本标志。高职教育现代化必须重视办学条件的改善，如现代化的实验实训设施、多媒体教室、网络设施，符合现代化生产、管理、经营的校内外实习基地建设等。尤其是教育教学要充分运用信息化、网络化资源，以及现代教学手段与媒介，使学生在现代化的环境中潜移默化地提高技术技能与素养。

（二）现代高职教育的市场化特征

社会主义市场经济的逐渐完善，使高职教育与市场的关系日趋紧密。长期以来以行政权力配置资源的方式使高职教育陷于僵化，高职教育迫切需要对资源进行合理、优化配置并形成资源优化配置的能动机制。高职教育相对普通高等教育"准公共产品"而言，其自身的特性和定位更倾向于"私人产品"，市场机制在高职教育资源配置中具有明显的社会效应，供需关系具有市场调节倾向。高等教育大众化是世界高等教育发展的必然趋势，高等教育大众化的一个重要特征就是利用市场机制合理配置教育资源。

在社会主义市场经济条件下，高职教育市场化是高职发展的现实的迫切需要。新一届政府明确提出要处理好政府与市场的关系，凡是属于市场调节的因素都会归于市场。因此，对于高职教育，政府必然除宏观调控外，还将运用投资体制、市场准入等市场手段。

我国高职教育市场化是国际高等教育市场化的一个组成部分。20世纪80年代以来，国际上许多国家由于受公立教育僵化、效率低，教育竞争激烈等因素影响，教育市场化受到欢迎，其中尤以职业教育表现突出。这些国家根据市场需求，引入市场运作方式和竞争机制，推动职业教育发展。

高职教育市场化要求在高等职业教育领域引入市场机制，形成以市场供需规律为基础的教育资源配置体系。在培养目标设定、专业和课程设置、师资队伍建设、实习实训、教学质量评估、招生就业等方面均引入市场机制，建立适应市场经济运行规律的高职教育管理体系，从而促进高职教育健康有序地发展，培养适应市场需求的高素质人才。

高职教育市场化的特征具体表现为高职教育投入与产出的市场化，即高职院校根据市场的需求，培养出适销对路的教育产品——毕业生，促使教学过程更多地考虑和贴近社会需求，在专业建设、课程设置、师资配备、招生人数等各个方面，越来越多地根据市场需求进行调整，体现出职业教育的社会功能与本质特征。从而催生以下环节的市场：专业和课程设置的市场化、师资队伍的市场化、教学质量评估的市场化、实训实习的市场化和招生就业的市场化。

三、职业文化导向的高等职业教育

（一）职业文化与高职职业文化

1. 职业文化

职业文化是社会文化的一种类型。文化是以环境为基础、以内化为目的的熏陶人、教化人、塑造人的过程。职业文化是职业人在长期的职业活动中逐步形成的，它既受制于整个社会文化环境，同时又对其他文化具有辐射作用。它以职业人为主体，以职业行为为基本内涵，以职业价值观为核心，以职业制度规范和职业行为为载体，以职业习惯、气质、礼仪与风气为外在形态，是职业理念、职业态度、职业道德、职业责任等价值内涵的活化。职业文化一旦形成就会对职业人的职业心理和职业行为产生潜移默化的影响，并产生内在的约束作用。相对于企业个体而言，职业文化是行业文化，企业文化受职业文化的制约。职业文化可以分为广义和狭义两方面，广义的职业文化是指涵盖现代社会众多职业、为广大职业人所普遍遵循的价值观念和行为规范；狭义的职业文化是指独特或相近职业的职业人应遵循的价值观念和行为规范。

2. 高职职业文化

职业文化的培养是高职人文素养教育的重要内容，高职校园文化建设的核心，也是现代高等职业教育的根本特征。高职职业文化既要具有职业的文化特点，又要同时具备高等教育的文化素养，良好的职业文化是高职学生的核心竞争力。这种文化心理的形成需要校园文化和企业文化的共同熏陶、感染，通过引进企业文化、介绍企业文化，更重要的是通过校企合作、工学结合，让学生走进企业感受企业文化，体验职业文化，在产教融合中使企业文化和校园文化在学生的身心行为中得到融合与升华，形成具有行业特色、企业特点的高职院校职业文化。职业化是高职院校校园文化的本质特征，也就是职业院校职业文化具有职业性。这种职业性体现在：其一，职业院校构建职业文化是为了学生能够较顺利地适应工作岗位，并且在工作中有所创造与发展。其二，职业院校要与企业进行积极与有效的合作以更好地构建职业院校职业文化，职业院校职业文化源于企业与职业，融合于职业院校，服务于职业院校学生。其三，职业院校所形成的职业文化最终实践于学生，促使学生有效地理解与融合职业文化，具备应有的职业素养、职业认知与职业发展观，使学生能够积极地适应工作氛围，有效发挥自身的作用从而实现自身的价值。

高职院校职业文化的基本内涵主要体现为职业愿景、职业精神、职业道德、职业技术技能、职业规范和职业礼仪。职业愿景以个人的职业兴趣为立足点，将职业发展与人生规划合二为一，使企业目标与个人追求得到有机的统一，是职业选择的前提。职业精神的内核是对职业的热爱，在实践中表现为对职业的敬、勤、精，并为此尽职尽责。职业道德是职业人必须信守的基本行为准则，诚实守信，忠于职守，遵守社会道德，敢于承担责任。职业技术技能是职业文化的基本特征体现，是职业文化区别于其他文化的标志，是职业个性和职业风格的外在形式，是职业人职业行为产生的内在决定因素。职业规范是从业者在职业岗位上必须遵守的制度、规则和要求等，是对职业人的明文约束。职业礼仪是在职业行为过程中约定俗成的律己、敬人的某种仪式、礼节。职业文化一旦形成就具有相对的稳定性、行业（群体）特色性、约束性、自觉性。高职院校在发展中要重视职业文化的建构，促使学生在走上工作岗位前就养成职业人所必需的基本职业意识、职业素养。

（二）高职职业文化的培养

高职职业文化的职业性特征决定了高职职业文化的培养必须与职业实践相结合，在实践中养成。

1. 在校企合作中培养高职职业文化

校企合作是高职教育人才培养的基本模式，也是高职学生认识和了解企业文化的重要途径。通过校企合作渗透企业价值观念，推进校企一体化课程改革，实现与企业的深度融合。学校通过聘请行业企业的管理者、师傅、技术人员走进校园，以讲座、兼课、指导学生实训、交流等方式，直接或间接地向学生介绍企业文化、企业理念。也可以通过校企深度合作，通过学生、教师下企业，在企业的实践岗位上、在工学结合的过程中感悟职业文化，提升自身的职业素养。

2. 在校园环境建设中培养高职职业文化

校园是学生生活学习的空间，在校园文化建设中渗透职业因子，营造浓郁的校内职业文化环境和氛围，有利于学生职业人格的养成。因此，不仅要在人才培养方案、教学内容中融入职业文化教育内容，而且要在学校物质环境如校园网、宣传栏、建筑景观等中设计职业因素，使学生在日常的社会环境中耳濡目染。

3. 把工业文化、商业文化融入高职职业文化

有研究显示，职校学生在跨越教育职业的鸿沟时，文化的冲突将成为这一过程的巨大障碍，将延长学生学习生涯向专业社会化转变的过程，亟须职业院校加快产业文化进校进程，为学生建立文化缓冲。因此，要在高职教育中有意识地渗透工业文化和商业文化，在学生中普及产业文化知识、开展产业价值观教育，在思政教育、课程建设、教学实践中渗透产业文化因素，学校与行业企业要进行经常性的文化合作与交流，促进学生产业文化素养的提升。

高等职业教育要增强社会的吸引，不是依靠政府的资助和历史的文化馈赠，而是取决于自身人才培养的质量，取决于自身文化建设的软实力。高等职业教育利用职业教育的实践优势，提升学生的实践技能，赢得社会的认可，是提升自身价值的根本途径。

第三节　新时代高等职业教育的发展策略

高等职业教育是我国首创的教育类型。伴随改革开放后经济转型升级，高等职业教育从无到有、从小到大、从弱到强，已经站在新的历史起点上。《国家职业教育改革实施方案》（以下简称《方案》）和《关于实施中国特色高水平高职学校和专业建设计划的意见》（以下简称《意见》）的公布实施，提出一系列新目标、新论断、新要求，是办好新时代职业教育的顶层设计和施工蓝图。《意见》重点支持一批优质高职学校和专业群率先发展，引领新时代职业教育实现高质量发展。高职教育要牢牢抓住大有可为的发展机遇期，立足时

代、提高站位、把握使命，明确发展的方位、方向与方略，遵循规律、改革创新、提质升级，在新的起点上迈向更高水平。

一、明确定位，高职教育已经站在新的历史起点

高职教育是我国首创的教育类型。伴随改革开放后经济转型升级，高职教育从无到有、从小到大、从弱到强，探索形成具有中国特色的教育模式，把一批又一批高素质技术技能人才输送到生产建设管理服务第一线，加速了中国经济社会发展进程。

（一）伴随改革开放，成为经济社会发展的有力支撑

党的十一届三中全会后，党和国家的工作重心转向以经济建设为中心，急需大量技术技能人才。国家引导传统专科人才培养向高职教育转型，一些地方建设了职业大学，开始了高职教育的探索。世纪之交，伴随着我国高等教育扩大招生规模，高职教育也迅速扩张，基本每个地市至少建有一所高职院校，招生规模达到高校招生数的一半，为推进我国高等教育大众化做出了历史性贡献。21世纪以来，在国家示范性高等职业院校建设计划、高等职业教育创新发展行动计划等项目的引领下，高职院校全面深化内涵建设，创新办学体制机制，改革人才培养模式，人才培养水平和社会服务能力不断提升。目前，全国共有高职院校1 418所，高职在校生达到1 134万人，5.8万个专业点覆盖了国民经济的主要领域，毕业生半年后就业率在90%以上。高职生绝大部分来自农村和城市中低收入家庭，近三年来，850万家庭通过高职教育拥有了第一代大学生，高职教育有力促进了教育公平。据统计，在现代制造业、战略性新兴产业和现代服务业等领域，一线新增的从业人员70%以上来自职业院校毕业生，高职教育有力提升了我国人力资本素质，支撑了经济社会发展。

（二）持续改革探索，形成具有中国特色的教育模式

高职教育是具有鲜明中国特色的教育模式，是中国对世界教育的独特贡献。高职教育先行先试，改革创新，在专业建设、人才培养、校企合作、条件保障、质量评价等方面，探索形成了一系列理念模式和制度标准。一是健全产教融合机制。目前，我国建立了56个行业职业教育教学指导委员会，组建了1 400多个职教集团，覆盖了90%的高职学校。布局了409个高职院校牵头的现代学徒制试点，每年惠及近6万名学生（学徒），探索"招生即招工、入校即入厂、校企联合培养"的现代学徒制培养模式。跟踪产业发展，修订专业目录，指导高职院校动态调整专业布局，进一步确立了政府调控与高等职业院

校自主设置配合配套的专业动态调整机制。二是率先完善办学标准体系。2011年教育部首次制定发布了410个高职专业教学标准，之后逐步建设了涵盖学校设置、专业建设、教学标准、经费投入、教师队伍、学生实习等环节的制度标准体系。高职专业教学标准、顶岗实习标准、仪器设备装备规范等从无到有，填补了我国职业教育的空白。三是率先开展考试招生制度改革。高职教育分类考试招生制度改革是国家高考招生改革的先行者和探索者。2006年起，即开展了示范高职院校单独考试招生改革试点；2013年，明确了基于高考的"知识+技能"招生、单独考试招生、综合评价招生、对口招生、中高职贯通招生、技能拔尖人才免试招生6种招生方式；2018年，全国高职院校分类考试占当年高职招生计划总数的54%，避免了"千军万马挤独木桥"现象，为学生接受高职教育提供了多种入学渠道。四是创造性地构建了高职教育自己的质量保障制度。率先建立学校、省、国家三级质量年度报告制度，率先分类指导学校建立教学工作诊断与改进制度，发挥学校的教育质量保证主体作用，构建校内全员全过程全方位的质量保证制度体系。高职教育的创新探索，带动了职业教育改革，优化了高等教育结构，成为教育现代化进程中的活跃因素和重要力量。

（三）面对更高要求，到了下大力气抓好的时候

我国高职教育发展虽然取得了显著成就，但与教育现代化的目标相比、与建设教育强国的要求相比、与服务建设现代化经济体系的使命相比，仍存在一些突出的问题和不足。主要有：一是职业教育体系建设不够完善，本科层次职业教育还很薄弱，技术技能人才向上成长的渠道还不通畅；二是制度标准不够健全，办学特色不鲜明，很多方面参照普通教育办学，实训基地建设有待加强，教材、课程与生产实际脱节，滞后于产业发展和技术进步；三是各地对高职教育的支持力度不平衡，有的没有把职业教育摆在更加突出的位置，生均经费等保障政策还不健全，企业参与办学的积极性不高；四是部分高职院校发展自信不足，不是集中力量立足本位、提高质量、办出特色，而是把工作的着力点放在了推动学校升格上；五是"崇尚一技之长、不唯学历凭能力"的良好氛围还未形成，技术技能人才在就业和发展上还存在不平等待遇，导致高职教育社会吸引力不强。随着我国进入新的发展阶段，产业升级和经济结构调整不断加快，各行各业对技术技能人才的需求越来越紧迫，高职教育的重要地位和作用越来越凸显，到了必须下大力气抓好的时候。

二、把好方向，努力办好中国特色高水平高职教育

中国教育已经进入世界中上行列，发生全方位变化，实现系统性提升，取得历史性成就。党的十九大提出"完善职业教育和培训体系"；《方案》要求，把职业教育摆在教育改革创新和经济社会发展中更加突出的位置，大幅提升新时代职业教育现代化水平；《意见》提出，集中力量建设一批引领改革、支撑发展、中国特色、世界水平的高职学校和专业群。这为新时代高职教育发展提出了要求，指明了方向。

（一）把握根本遵循，坚定社会主义办学方向

习近平总书记在全国教育大会上的重要讲话为新时代教育改革发展提供了根本遵循。高职教育领域要深入理解、把握讲话精神，用习近平总书记关于教育的重要论述武装头脑、指导实践、推动工作。要坚持党对教育事业的全面领导，保证党的路线方针政策决定能够不折不扣得到贯彻执行，充分发挥党组织在职业院校的领导核心和政治核心作用，牢牢地把握学校意识形态工作的领导权，将党建工作与学校事业发展同部署、同落实、同考评，保证职业院校始终成为培养社会主义事业建设者和接班人的坚强阵地。

（二）把握根本任务，坚定人人出彩的培养方向

立德树人是教育工作的根本任务。高职教育要以德为先，落实好"六个下功夫"，用习近平新时代中国特色社会主义思想铸魂育人，努力培养担当民族复兴大任的时代新人，培养德智体美劳全面发展的社会主义建设者和接班人。要面向人人，深化考试招生和培养模式改革，为不同学习者提供多元化的入学渠道和学习方式，努力使教育选择更多样、成长道路更宽广。要育训并举，切实履行学历教育与培训并重的法定职责，面向在校学生和全体社会成员开展职业培训，为校园和职场之间灵活转换提供更加便捷的通道，让更多青年凭借一技之长实现人生价值，让三百六十行人才荟萃、繁星璀璨。

（三）把握本质属性，坚定职业教育的类型方向

职业教育与普通教育是两种不同类型教育，具有同等重要的地位。高职教育具有高等教育和职业教育的双重属性，本质上是职业教育，以往的成功探索在于坚持了这一定位，以后的成功发展仍要坚持职业教育的类型方向。要深刻把握职业教育发展的本质要求、内在规律和阶段特征，坚持面向市场、服务发展、促进就业的办学方向，坚持高素质技术技能人才的培养定位，坚持产教融合、校企合作的办学模式，坚持德技并修、工学结合的育人机制，实现高职教

育由参照普通教育办学模式向企业社会参与、专业特色鲜明的类型教育转变。

（四）把握时代要求，坚定更高质量的发展方向

当前，我国社会主要矛盾已经转化为人民日益增长的美好生活需要和不平衡不充分的发展之间的矛盾，我国经济已由高速增长阶段转向高质量发展阶段。高职教育要把高质量供给作为发展方向，满足人民群众和经济社会对优质多层多样高职教育的需要。要大力推进教育理念、体系、制度、内容、方法、治理现代化，着力提高教育质量，使高职教育成为广大考生和家长的"优质选项"。要支撑国家战略发展，融入区域产业发展，提升服务产业转型升级的能力，为中国产业走向全球产业中高端提供高素质技术技能人才支撑。要服务"一带一路"和国际产能合作，开发国际通用的专业标准和课程体系，推出一批具有国际影响的高质量专业标准、课程标准、教学资源，打造中国职业教育国际品牌。

三、找准方略，打一场高职教育提质升级攻坚战

当前，高职教育发展方向已经明确，实现高质量发展还要付出巨大努力。我们要改革创新、攻坚克难，聚焦重点、难点和热点，破除制约事业发展的体制机制障碍，把心静下来，把劲鼓起来，把步子迈出来，打一场高职教育提质升级攻坚战。

（一）实施"双高计划"，舞起发展龙头

最近，教育部、财政部联合启动中国特色高水平高职学校和专业建设计划（以下简称"双高计划"），准备集中力量建设 50 所左右高水平高职学校和 150 个左右高水平专业群，打造技术技能人才培养高地和技术技能创新服务平台。从示范（骨干）校建设，到优质校建设，再到"双高计划"，并不是简单的优中选优，而是以持续的政策供给，有计划、有步骤、有重点地推动职业教育发展。从工作定位来讲，"双高计划"对高职教育战线而言，是要在后示范时期明确优秀学校群体的发展方向；对职业教育战线而言，是要明确如何引领新时代职业教育改革创新、加快实现职业教育现代化；对经济社会发展而言，是要明确如何服务国家战略和回应民众关切。从工作目标上讲，"双高计划"就是要坚定走中国特色职业教育发展道路，坚持扶优扶强与提升整体保障水平相结合，着力建设一批促进区域经济转型发展、支撑国家战略、具有国际先进水平的高职学校，着力建设一批服务、支撑、推动国家重点产业和区域支柱产业的高水平专业群，实现"当地离不开、业内都认同、国际可交流"。

（二）深化改革创新，增强发展动力

改革是教育事业发展的根本动力，高职教育是深化教育改革的重要突破口。要坚持改革创新的鲜明导向，更加注重改革的系统性、整体性、协同性，以改革激活力、增动力。

一是深化产教融合、校企合作的体制机制改革。产教融合、校企合作是职业教育的基本办学模式，是办好职业教育的关键所在。要完善行业企业参与办学的体制机制和支持政策，支持建设一批行业指导的跨区域大型职业教育集团，遴选培育一批服务重点产业领域的产教融合型企业，推动建设一批具有辐射引领作用的产教融合实训基地，进一步提高行业企业参与办学程度，推动职业院校和行业企业形成命运共同体。高职院校要根据自身特点和人才培养需要，主动与行业领先企业在人才培养、技术创新、就业创业、社会服务、文化传承等方面开展合作，形成校企命运共同体。以技术技能积累为纽带，建设人才培养与技术创新平台，促进创新成果与核心技术产业化，重点服务企业特别是中小微企业的技术研发和产品升级；加强与地方政府、产业园区、行业的深度合作，建设产教融合平台，服务区域发展和产业转型升级；进一步提高专业群集聚度和配套供给服务能力，与行业领先企业深度合作，建设技术技能平台，服务重点行业和支柱产业发展。

二是深化德技并修、工学结合的育人机制改革。青年高职学生正处于人生的"拔节孕穗期"，最需要精心引导和栽培。要开展好思政课，增强德育针对性和实效性，把社会主义核心价值观融入人才培养全过程，引导学生增强中国特色社会主义道路自信、理论自信、制度自信、文化自信。要健全德技并修、工学结合的育人机制，深化人才培养模式改革，把劳模精神和工匠精神融入国家教学标准，推进职业技能和职业精神培养高度融合。要推动职业院校教师、教材、教法"三教"改革，完善"双师型"特色教师队伍建设，建设引领教学模式改革的教师创新团队；健全教材建设规章制度，组织建设量大面广的专业核心课程系统教材，出版一批校企"双元"合作开发的国家规划教材；普及推广项目教学、案例教学、情景教学、工作过程导向教学等，推广混合式教学、理实一体教学、模块化教学等新型教学模式。总结现代学徒制试点经验，校企共同研究制定人才培养方案，及时将新技术、新工艺、新规范纳入教学标准和教学内容，强化学生实习实训。启动学历证书+若干职业技能等级证书制度试点（1+X证书制度试点），鼓励职业院校学生在获得学历证书的同时，积极取得多类职业技能等级证书，拓展就业创业本领。加快推进职业教育国家

"学分银行"建设，有序开展学历证书和职业技能等级证书所体现的学习成果的认定、积累和转换，为技术技能人才持续成长拓宽通道。按照"管好两端、规范中间、书证融通、办学多元"的原则，严把教学标准和毕业学生质量标准两个关口，规范人才培养全过程，提升人才培养质量。

三是深化德同业异、类型特色的评价制度改革。职业教育与普通教育是两种不同教育类型，要克服"普教化""技能化"倾向，坚决破除"五唯"，加快构建与类型特色相适应的多元评价机制。要综合评价学习者的职业道德、技术技能水平和就业质量，以及产教融合、校企合作水平，建立职业教育质量评价体系。完善政府、行业、企业、职业院校、用人单位、学生等共同参与的质量评价机制，积极支持第三方机构开展评估，将考核结果作为政策支持、绩效考核、表彰奖励的重要依据。尊重教育类型的多样性，加快建立"职教高考"制度体系，推动形成考试招生与人才培养的有效联动机制，使不同性格禀赋、兴趣特长、素质潜力的学生享有更多样的教育选择和更畅通的学业提升通道。推进教学诊断与改进工作，完善质量年度报告制度，健全质量自我保证机制。

（三）强化统筹协调，优化发展环境

一是构建标准体系。质量是有标准的，没有标准就没有质量。将标准化建设作为统领职业教育发展的突破口。建立健全学校设置、师资队伍、教学教材、信息化建设、安全设施等办学标准，引领职业教育服务发展、促进就业创业。实施教师和校长专业标准，提升职业院校教学管理和教学实践能力。持续更新并推进专业目录、专业教学标准、课程标准、顶岗实习标准、实训条件建设标准（仪器设备配备规范）建设和在职业院校落地实施。巩固和发展国务院教育行政部门联合行业制定国家教学标准、职业院校依据标准自主制定人才培养方案的工作格局。

二是增强工作合力。国务院职业教育工作部际联席会议制度已建立，进一步加强了国家对职业教育工作的领导。在该制度框架下，教育部门将加强与政府其他部门、行业组织的协调配合，加强中央与地方的衔接互动，强化统筹协调，形成办好新时代职业教育的工作合力。组建国家职业教育指导咨询委员会，对全国职业院校、普通高校、校企合作企业、培训评价组织的教育管理、教学质量、办学方式模式、师资培养、学生职业技能提升等情况，进行指导、考核、评估等。国务院已把职业教育作为教育领域激励对象，列入加大激励支持力度的重点内容，各地要切实履行好发展职业教育的主体责任，完善支持政策，促进职业教育融入区域经济社会发展。

三是健全投入机制。职业教育仍是我国教育体系的短板。各级政府要建立与办学规模、培养成本、办学质量等相适应的财政投入制度，地方政府要按规定制定并落实职业院校生均经费标准或公用经费标准。在保障教育合理投入的同时，优化教育支出结构，新增教育经费要向职业教育倾斜。鼓励社会力量捐资、出资兴办职业教育，拓宽办学筹资渠道。职业院校要以服务求发展，积极筹集社会资源，增强自我造血、自我发展功能。

四是提升管理水平。提升管理水平是促进职业院校内涵发展的现实要求，是提高人才培养质量的重要保障。常规管理是基础，是学校办学水平的重要体现。要加强教学组织管理，加强课堂教学建设，深入推进教学诊断与改进制度建设，形成常态化的内部质量保证体系和运行机制，建立和完善现代职业学校制度，提高学校管理工作规范化、科学化、精细化水平。加快智慧校园建设，促进信息技术和智能技术深度融入教育教学和管理服务全过程，改进教学、优化管理、提升绩效。综合运用大数据、人工智能等手段推进学校管理方式变革，提升管理效能和水平。

五是营造良好环境。继续用好"职业教育活动周"等载体，打造"武有技能大赛、文有文明风采"的形象品牌，推进地方政府统筹职业教育与区域发展布局，同步规划产教融合与经济社会发展，进一步落实中高职生均拨款制度，营造更好支持职业教育的政策环境。推动提高技术技能人才的政治待遇、经济待遇和社会待遇，消除城乡、行业、身份、性别等一切影响平等就业的制度障碍和就业歧视，着力提升职业教育吸引力，营造人人皆可成才、人人尽展其才的社会环境。

方位标示历史坐标，方向昭示时代使命，方略展示发展路径。我们要以习近平新时代中国特色社会主义思想为指导，奋力办好新时代高职教育，为加快教育现代化、建设教育强国做出新的贡献，为全面建设社会主义现代化国家做出更大贡献。

第二章　新时代高职院校教育生态环境理论

第一节　高等职业教育与生态的内在关系

20世纪60年代末和70年代初，由于科学技术的快速发展，生产力的不断提高，人类对生物圈的影响和干预不断加强，人类与环境的矛盾日益突出，全世界面临着资源短缺、能源危机、环境污染等问题的挑战。人们在寻找这些问题的原因及解决办法的过程中，认识到生态学对创造和保持人类高度文明的重要作用。从此，生态学冲出了学术园地，从高楼深院走入社会实践及经济建设领域中，引起了全社会的兴趣和广泛关注。同时，面对社会问题给教育系统生存和发展带来的深刻影响，"教育危机"成为许多教育理论和实践工作者关注的问题。面对教育体制的发展变化和动态失衡，人们需要一种新的研究视角来探讨各种教育问题，而生态学的思维与方法在教育研究中的应用成为人们的选择之一。

一、"生态"理解的三重性

"生态"的概念有不同的表述。生态是由生物及其环境形成的结构，是由这种结构表现出来的功能关系。生态是指生活在某一地区的所有动植物之间以及动植物与其环境之间的关系，它包含着系统性、整体性、联系性和平衡性。同时，也有学者从哲学的角度对生态进行了界定，认为生态是主体生命中各种基本要素有机联系、良性互动形成的生命状态。生态哲学是从生态系统的角度和方法来研究人类社会与自然环境的相互关系及其普遍规律的科学，是将人类社会与自然世界相互作用的社会哲学研究整合起来的。生态哲学为我们分析和解决问题提供了一种新的思维方式，它使我们能够从生态的角度来研究现实事物，观察现实世界，建立一个完整的生态系统观。

（一）作为一种实体描述的"生态"

"本体论"的研究起源于希腊哲学史。早期的希腊哲学家就致力于探索最基本的元素。对这种"原始"的研究成为本体论的先驱，并逐渐走向对存在的讨论，而"存在"和"行为"是对真实事物本身的描述，包括其基本属性和特征。哲学研究的主要对象是实体，实体或本体论研究的问题是关于本质、共同阶段和个体事物。研究实体或本体论的哲学是高于所有其他科学的第一哲学。此后，本体论的研究转向了对自然与现象、普通与特殊、一般与个体之间关系的研究。本体论讨论了关于抽象的各种完全普遍的哲学范畴，并认为"有"是独特的、好的，其中有唯一性、对偶性、实体性、因果性、现象等范畴，这是抽象的形而上学。在《辞海》里，本体论是指研究世界的本源或本性问题的理论。《中国百科大词典》中对本体论的定义为：关于世界本原或本质的哲学理论。当然，本书无意在这里对本体论的主要概念和定义进行深入探讨，也亦非研究本体论哲学，只是借本体论来理解和认知"生态"作为实体描述的概念。

虽然不同研究者对"本体论"的定义不尽相同，但普遍认为"生态论"是关于一切实在的基本性质的理论或研究，是一门考察"是"的哲学，因而其本身是一门"是论"。在这里，我们用"本体论"的思维来透视和研究"生态"的概念，就是要强调对生态本身的最初含义的理解和追溯。虽然在人类生活的很长时间里，并没有"生态"的明确概念，但是人们早就意识到生活的环境对自身的影响和制约作用，所以"生态学"最初来源于"住所""栖息地"。随着人们对自身"住所"和"栖息地"的选择越来越多，在对周围环境因素的影响作用日渐认识的同时，也催生了人们对有机体与自然环境相互联系和相互影响的考察与研究，于是，生态的概念从生物学研究当中被明确提出来并逐渐被人们认可。像其他学科一样，生态学也逐渐走上了不断更新、发展的过程，由生物个体生态学向生物群体与群落生态学、生态系统生态学、人类生态学、人文生态学延伸发展。在这个过程中，生态学也从最初的研究"动物与无机界之间的关系"扩展为"人与自然环境乃至社会环境之间的关系"，实现了研究对象的扩展与丰富。从本体论的视角，如今的生态概念所指的"是"已经比最初的时候在内涵上丰富了很多，生态是构成某种生物的个体种群或某个群落的各种生态因子的总和及其相互关系。

（二）作为一种分析方法的“生态”

方法是人们认识和把握对象所必须借助的手段，是人类生存不可回避的路径，是关于认识世界和改造世界的目的方向、途径、策略手段、工具及其操作程序的选择系统。从狭义的角度，方法是指研究视角、手段、工具、程序、规则等方面的内容。当把“生态”作为一种分析方法来使用时，其实就是“生态”所蕴含的丰富的生态思维、生态意识和生态视角的分析。生态学之所以能够在20世纪中期以后迅速扩展到或者与众多其他学科相嫁接，主要在于生态学所天然蕴含的生态思维方式。生态思维开启了一种新的整体论思维方式。生态的方法论价值的产生和发展同时代的发展是密切相关的。近代建立在牛顿力学基础上的机械论思维模式作为一种世界观以二元论和还原论为主要特征，它试图用力学定律解释一切自然和社会现象。

（三）作为一种价值观念的“生态”

价值属于关系范畴，从认识论上讲，是指客体能够满足主体需要的利益关系。它是一个哲学范畴，表达了客体的属性和功能与主体需要之间的效用、利益或效果关系。在历史和现实中，价值一直是一个有争议的话题，既是一个普遍常见的概念，也是一个内涵丰富的概念。价值思维的起点是人与外部事物的关系，价值并不反映一个独立的实体范畴，而是反映人与外界的关系范畴，认为价值的本质是现实的人与满足一定需求的对象属性之间的关系，任何价值都有其客观基础和来源，并具有客观性。价值不仅是客体属性的反映，也是对客体属性的评价和应用。简言之，价值是客体属性对主体需求的满足关系。当然，本书并不是为了区分现有的哲学概念和价值内涵，而是通过对“价值”概念的解读，为我们对生态概念的理解提供一种“内在关系”。生态价值源于人们对自然价值存在前提的认识。传统哲学和科学认为只有人才有价值，没有人，自然就没有价值可言，他们发展了一种自然无价值的科学和哲学。

关于自然价值是主观的还是客观的，有学者从本体论、认识论和实践论三个层次进行了分析。个体生命价值及其外部整体联系的肯定超越了传统价值主观主义和客观主义的局限，为自然价值的认知存在确立了理论前提，即“生态价值”已被人们确认。“生态价值”是“生态哲学”的基本概念，随着当代生态哲学作为一种普遍的思维方式在不同学科中的应用，生态的定义及其价值界说将更加丰富多彩。生态价值是“一般价值”在哲学中的特殊体现，是在满足生态环境客体的需要和发展过程中的经济判断，也是人与生态环境主体和客体关系中的伦理判断。自然生态系统独立于人，独立于系统功能判断。对

"生态价值"概念的理解值得特别关注。第一，生态价值是一种"自然价值"，即自然物体和自然物体对整个自然系统的系统"功能"。这个自然系统功能可以被看作一个"广义"值。为了人类的生存，它是人类生存的"环境价值"。第二，生态价值不同于我们通常所说的自然物体的"资源价值"或"经济价值"。今天，生态价值已经成为一种独特的生态概念的释义和理解范式，主要体现在自然的"三个过程"，即运动过程，表现在自然系统的整体关联与相互作用；发展过程，表现在自然系统的动态变化与蓬勃发展；共生过程，表现在自然系统的内在互动与和谐共生。

人们对生态的理解实质是根源于人类对生态意识的深化与发展，这种深化与发展过程本质上与人对人类和自然关系的认识与发展是同步的。生态的理解从本体论到方法论，再到价值论的延伸与扩展，根本上是基于人对人类与自然生态环境之间的相互关系的深刻反思。生态学所揭示出来的生态系统中各要素的相互依赖以及系统的平衡性、有机性和整体性都揭示出一幅与传统机械论自然观迥然不同的图景，它孕育了一种整体平衡、有机联系的价值观。

二、生态视域蕴含的内在特征

生态学的描述产生了对自然的评价，肯定了生态系统的"对"。从"是"到"好"再到"应该"的转变就在这里发生了，生态描述让我们看到生态系统的统一性、和谐性、依存性和稳定性等，而这些特征正是我们评价时所要肯定的。对生态概念理解的三个维度是对生态的认知进一步加深的过程，在这种过程的背后蕴含着一系列人们认知视域的转变。视域是一个人在其中进行领会或理解的构架或视野，生态学视域下对高职院校教育的认知首先要实现认知思维的转换。

（一）从局部分析到整体关照

整体性通常与事物的关联性是联系在一起的，因为正是由于不同事物之间的普遍联系最终构成了系统的整体性特征。带有整体性的事物通常可以被理解为一个系统，事物之间的关系则表现为一个系统内部要素和要素之间的联系。也就是说，整体性事物本身内含着系统与要素的关系范畴。从局部到整体的考察分析方法的是生态确立的首要转变。今天，我们看到的是另一种思维方式的转变，既要谨慎、细致，又要全面。也就是说，构成一个集合，要具有自身的性质和关系的整合，从与整体相关的事实和事件的角度来思考。

局部分析的方法根源于机械论思维，以现代哲学为依据，考察机械论思维具有以下特点：存在论的二元论，强调主客体的分离，人与自然的分离和对立，否认人与自然的相互关系和相互作用；认识论的还原主义，强调人对世界认识的消极性，自然万物不以人的意志为转移，具有客观独立性，人的认识只有通过理解其各组成部分才能最终认识整体，即对事物整体进行还原；方法论的分析主义，用孤立、片面的观点看问题。自然界是一幅由种种关系和相互作用无穷无尽地交织起来的画面，其中没有任何东西是不动的和不变的，而是一切都在运动、变化、生成和消逝。这是对自然的整体性、系统性的客观描述。任何事物的存在不仅依靠其他个体事物，而且依靠整个系统本身。用生态整体性思维认知和审视高职院校教育的有效性，高职教育作为一项社会实践活动，其本身就是一个生态系统，同时也是整个社会生态系统的一个子系统。当前我们把高职教育研究的出发点仅仅局限在教学问题而不是社会问题，这是高职教育有效性不足在思维方式的一个重大偏差。要提升高职教育的有效性，仅靠传统局部的高职教育是不够的，要把高职教育的研究思维扩展到整个社会系统中，以实现高职教育系统中各要素的动态平衡。

（二）从实体思维到关系探究

从实体思维到关系思维的转变不仅仅是生态思维的典型特征，同时，也是传统哲学向现代哲学的一种重要转变。实体思维把存在预设为实体、把宇宙万物理解为实体的集合，并以此为前提来诠释世界。对于实体思维，无限复杂的宇宙可以还原为某些基本实体，其思维逻辑是存在＝实体＝固有质。实体思维正是缺乏对自然界之间相互依存关系的考察而渐渐成为一种形而上学的思维。孤立地、逐个地和分别地考察研究对象的思维方式初看起来似乎极为可行，因为它是合乎所谓常识的，但一旦跨入广阔的研究领域，就会变成片面的、狭隘的、抽象的，并且陷入无法解决的矛盾。由于哲学本身的进化，即解决实体思维的困难，关系思维在逻辑上出现了。

所谓关系，是一种哲学范畴，反映事物与其特征之间的相互联系。它是不同事物和特征的统一形式，是一种"从关系的角度看一切"的思维。正因为现实中存在的一切都存在于关系中，所以真正存在的不是抽象的、孤立的，而只是存在于另外一个事物中。仅仅因为他与他的对象有内在的联系，他才与他自己有联系，这种关系就是自己与其他事物之间联系的统一。根据关系的思考，每个存在的基础都是由无数其他人形成的关系和领域。一切所谓实体都与周围的环境发生这样或那样的联系，实体间的相互联系是通过物质、能量和信息的交换实现的。就某一种具体事物而言，其通常具有多重属性，但表现为哪一种属性，则取决于与他物之间的相互联系与作用。

从实体思维到关系思维，反映了辩证法思想的价值存在，生态概念所蕴含的关系思维，就其实质而言，正是一种辩证法思维。生态思维要求人们从追求事物的本质和追求宇宙的本质的绝对和单一的思考方式转变为关注事物本身的活力和生机，并在它们之间建立有机的联系。在思维过程中，它体现了事物存在的对立统一，使事物的独特性和多样性有机地结合在一起。生态思维的转换，在整体把握高职教育认知结构的同时，促进高职教育研究思维的核心概念、研究方法的与时俱进，促进高职教育研究与发展的工具性思维向科学思维的转变，生态思维为当前高职教育研究思维的发展提供有效参照。

（三）从封闭单一到开放多样

思维视野愈是广阔，则思维的广度愈大，认识愈周全，见解也愈有深度。要扩大思维的视野就要坚持思维的开放性和多样性，开放意味着普遍的交往和普遍的联系，生态思维是开放的多样性思维。生态思维就是要应用广阔的思维视野将世界看成一个开放的和多样的系统构成，开放意味着组成的多元，多元则蕴含着生态系统及其要素组成的差异性。生态思维在认识到生态系统整体性的同时，也认识到生态系统的丰富多样性，生态思维的多样丰富性观念体现了辩证唯物主义中联系的多样性特征。生态系统的开放性和多样性揭示了唯物辩证法所提出的世界是普遍联系的，联系是复杂多样性的观点，只有开放性的多样性思维才能更好地揭示事物的普遍联系和尊重生物的多样性的客观存在。

整个生态系统是由不同特征、性质和功能的要素组成的有机体，以一定的比例相互作用，这也导致生态系统内部和之间广泛的物质运动、能量转换和信息交流。开放是封闭的对立面，开放使思维领域更加宽阔，封闭使思维领域更加狭窄。生态系统是一个开放循环系统，它的开放性主要体现在自然孕育的事物与许多其他事物之间的联系上，生态系统内部和之间存在着普遍的物质、能量和信息的交换。其循环性主要体现在生态系统内部的相互循环和生态系统与外在环境之间的开放循环。所有的实践活动必须是在保证生态系统的开放性和可循环性的原则下进行的，生态系统从其形成过程看是开放循环的体系，正是这种循环开放才有利于生态系统内部各要素之间吸取对其自身发展有利的因素而逐步壮大，形成生态系统的多样性。

高职院校教育生态系统作为高等教育系统的一部分，同时也是社会系统的组成部分，其开放性思维体现在当前世界经济创新发展的全球化浪潮中，必须用开放的眼光来探讨我国高职教育进一步发展的方向；其循环性思维体现在与经济系统、教育系统、家庭系统和社会系统之间的物质、能量和信息的交换，学校、家庭、社会作为高职教育的三大基本场域，高职教育生态环境系统要在与其他系统的交互过程中汲取自身发展壮大的要素和资源。高职教育生态环境系统内部各要素之间的交互影响和彼此作用及高职教育生态环境系统与外部环境之间的开放循环；其多样性思维体现在面对高校不同受教育者的不同需求和现状差异，开放多样性的生态思维转换将促进高职教育的研究与实践以更为广博的视野，更为深入的视角来关注和满足不同主体的多样性和差异性需要，推进高职教育的公平。

（四）从静态要素到动态平衡

从静态到动态的过渡是生态思维的主要特征，我们必须从广泛而复杂的联系来认识世界，从事物的动态发展来把握事物，因为在广泛而复杂的联系中，任何动态的变化都可以造成整体的动荡，即所谓的"蝴蝶效应"。

普遍的联系、动态、和谐和辩证的冲突与互补、共存与共生，成了生态世界的特征，从分析取向上，从静态到动态的变化，是生态学方法的基本特征。动态体现着生命的存在性特征，表现为一种发展、联系的状态。在恩格斯看来，运动，从最一般的意义上说，它被理解为一种存在的方式，被理解为物质的固有属性，包括在宇宙中发生的所有变化和过程，从简单的位置转变为思考。生态思维是一种动态平衡思维。动态平衡之所以是其内涵的价值，是因为从生态学的角度来看，生态系统始终是一个互利共生的动态平衡体系。我们常常把"平衡"理解为"静态"的同义词，错误地认为平衡是"固定不变的"，而生态平衡则是在相互依存、相互制约的过程中形成的动态平衡，以及系统内各要素的相互协调。动态平衡不仅是生态系统生存的基础，也是生态系统发展和演化的本质属性，更是推动生态系统从更合理的生态结构向更有效的生态功能转变，取得更明显的生态效益的不可避免的方式。

生态思维中的动态分析既是生态观的基本特征和要求，也是借助于生态视域来分析高职院校教育的基本要求。高职教育作为一种教育实践，是一种持续的运动、变革和发展。我们应该把高职教育理解为一个过程，而不是一个事件，我们应该看到高职教育的动态发展和复杂性。高职教育的地位、内容、方法和目标将随着社会时代的变化而变化。随着社会关系的变化和经济结构的调整，高职教育体系的构成要素也呈现出一定的差异和发展。因此，高职教育的研究与实践不能简单地停留在传统的经验层面，不能放置在一个静态的真空中。运用动态、多元化的研究和开发思维，建立具有高水平思维战略的高职教育长期发展机制是必要的。一方面要充分满足当下不同教育利益相关者主体的多元化需要，促进创新人才培养和创新型国家建设；另一方面要具有一定的前瞻性和现实超越性，根据事物动态发展规律，科学预测和引导高职教育的目标定位和发展方向，在制定和设计政策制度、组织机制、教学内容和教学方法的过程中做到与时俱进。

三、"生态"理解的启示：认识高职教育的三种视域

"生态"概念及其世界观、方法论的出现，在一定意义上说，是人类实践活动发展的必然。生态思维的出现，无疑对人类历史及人的社会实践生活产生深远的影响，对于高职教育这样一种特定的人的精神塑造和社会化实践活动，生态思维同样具有深远的意义。

（一）本体立论：高职教育内含生态特质与生态要求

1. 高职教育内含生态特质

"生态"作为一个新的理念和新的视域，是将生态学的思维渗透到人类活动的范围中，运用人与自然协调发展的观念来思考各种问题，最终达到人与自然关系的最佳状态。高职教育系统的主体是人，人类作为生命的主体处在与周围环境不断接触和互动的动态过程中。环境因素通过对人的作用影响高职教育系统的发展，高职教育系统也可以通过培养人与周围环境的相互调适来实现自身的发展。从这个意义上讲，高职教育与其周边环境的关系具有一定的生物学意义。在成熟的生态系统中，主体、环境等因素趋于平衡，并通过这些因素的相互作用维持整个系统，重点是强调系统各要素及其功能的均衡发展。高职教育包括主体的人、教育环境、教育目标、教育内容、教育手段等，其自身的发展离不开各种因素的相互作用和均衡发展，具有生态系统的特质。因此，高职教育可以被看作一个生态系统，可以分析其内部要素和系统与环境的关系，实现系统的整体协调发展。

第一，生态关联性。必须将自然界看作一个由各个阶段组成的体系，其中一个阶段是从另一阶段必然产生的，较前的阶段一方面通过进化得到了扬弃，另一方面却作为背景继续存在。一切事物与一切事物有关是生态学最重要的规律，生态学研究一切事物与其他事物的关系。生态系统的关联性可以从两个方面来理解：一是空间结构的整体相关性，二是时间的历史发展性。基于这一观点对高职院校教育系统的分析主要是全面理解和分析系统内生态要素之间的关系，表现为高职院校教育作为高等教育系统的一部分，与自然、社会、文化的

发展息息相关，是人类社会自我发展的子系统。高职院校教育必须与社会政治、经济、文化进行物质、能量和信息的交换，与这些因素相互依存，相互适应。社会因素的变化和发展总是会对高职院校教育系统产生影响，制约其内部结构的变化。当然，高职院校教育系统的关联性还包括系统中任何要素与其他要素之间的关系，每一要素都不能脱离其他要素而无限发展，每个要素的存在状态必然是整个系统与其他社会要素（环境）之间各种形式交流的结果，其发展程度应与教育系统和环境的作用程度相协调。

第二，生态平衡性。平衡是生态系统的特征，高职院校教育系统也是如此。高职院校教育是与自然环境、社会环境、规范环境和校园环境相互作用的，它不是被动地受制于各种环境因素的影响，还需要根据当前社会形势和未来发展趋势及时调整和完善内部结构，积极适应和促进自然、社会与自身的发展。在高职院校教育的全过程中，涉及教育者、受教育者、教育目标、教育环境、教育载体等诸多重要因素，如何保证高职教育的有效性是高职院校教育的根本，这种有效性要求受教育者接受相关的教育，实现预期目标，并促进整个社会发展的积极效果。如果某个环节或因素发生错乱，在一定的情况下自然会导致不平衡，要素分配的比例和要素本身的条件都将对其产生影响。可以说，随着各种环境因素的变化，高职院校教育的生态结构必然发生变化。只有建立在相应社会因素基础上的高职院校教育生态系统，才能被称为一个开放平衡的系统。经过调适之后的高职院校教育系统的稳定，也仅仅是暂时的稳定，因为事物是不断变化的，各种要素之间比例关系的变化体现出高职院校教育系统的动态平衡性。

第三，生态可控性。在生态系统中，人不仅是"消费者"，而且是生态系统的"调控者"。以人类的活动为中心的高职院校教育生态系统与自然生态系统是有着典型区别的。事实上，高职院校教育生态系统是人类在科学手段的基础上设计、构建、干预和调控的人工生态系统，不是纯自然生态系统，而是一个可控的社会生态系统。根据生态学原理，社会生态系统一般是由生产、消费和分解构成的相应的生态网络结构，只有这样才能保证生态系统的稳定生产能力。同样，生态系统中任何网络环节的缺失都将导致其生产力和稳定性的下降，导致系统结构崩溃，稳定的生产能力瓦解。因此，要保持高职院校教育系统的生态可持续发展，必须加强对该系统的调控，这是高职院校教育系统可持续发展的基础。生态系统的调节控制是基于生态系统管理的，因为从本质上来说，它强调的不是生态系统过程，而是人类活动对这些过程和生态系统结构、功能结果的影响。按照循环再生、协调共生、持续稳生的生态调控原则对高职院校教育进行系统的调节控制,可使系统的教育资源使用合理化,使系统内部各要素关系最优化,从而实现高职院校教育系统的可持续发展。

第四,生态共生性。一般说来,任何两个生活在一起的种群的结合都是共生的,因为它们共享相同的生活空间,所以不同类型种群之间的相互作用甚至竞争都是共生的。互利共生是两个物种间最强大、最有利的互动方式。为了分析高职院校教育生态系统,需要注意系统中各种生态因素和现象之间的相互依存和积极配合。在高职院校教育系统中,主体与环境的互动实际上产生了共生特征,系统的各个要素在共生中相互关联、相互作用,使系统成为一个和谐的有机整体。系统中各要素的自我发展必然会对其他要素和整个系统产生能动作用。如师生之间的相互依存和共生关系、教育主体与环境的互动、教育目标对教育主体作用的引导、教育内容的规定、教育方法的规范等,以及教育主体对教育目标的遵循、对教育内容的接受与反馈、对教育方法的调整与适应,甚至课堂子系统的生态发展也对高职教育母系统的自身发展起着能动的作用。

2. 高职教育内蕴生态要求

从某种意义上来说,近年来得到国家、各地区和各高校高度重视并全力推进的高职教育一直可以被定性为"要素式高职教育",它更加关注教育主体、教育客体、教育内容和教育方法等之间的矛盾运动,关注受教育者如何内化建设创新型国家和创新型社会对创新型人才提出的规格要求。我们并不反对以要素的形式来推进高职教育,但如果缺少对高职教育整体性、开放性、系统性和平衡性的关注,势必造成高职教育方向的误区。在国家推进"双一流"建设的背景下,如何通过高职教育有效助力创新型人才和技术技能型人才培养成为亟待解决的难题;从协同共生的视角,要提高高职院校教育的实效,真正使"口号"落地,必须做到在高职教育理论与实践的协同,目标与手段的协同,过程和方法的协同,课程与课堂的协同,教育者和受教育者的协同等方面实现突破和发展。

近年来,随着生态文明的建设带来了人类生态意识的觉醒,生态世界观提供给我们分析和把握社会系统的新思维和新方法,让我们以生态思维审视和重构高职院校教育,赋予其典型的生态特征。纵观当前的高职院校教育,确实存在很多不尽如人意的地方,也正是因为高职教育生态环境系统尚未构建并有效运行,导致了其生态链条的断裂错位。高职院校教育系统需要内外各要素的协调和共同发展,各要素排列有序,相互共生,以一种相互调适、相互制约的关系形成高职教育的生态结构,并实现其良性循环。一旦某些要素发生冲突或失衡，高职教育的生态效益就会大大降低。本书的目的是呼吁人们树立生态意识，运用生态思维分析和解决高职教育中的生态失衡危机，最终实现预期的生态目标。

（二）方法立论：运用生态分析方法来研究高职教育

方法并不是外在的定式，而是内容的灵魂和概念。生态概念在包含丰富的理论内容的同时，蕴含着重要的方法，即表现为生态学除了涵盖大量的概念、范畴、原理、观点、原则和规律等科学的理论内容之外，通过这些概念、范畴和原理等，又彰显出具有独特性与科学性的方法论层面的价值。从高职教育理论研究与现实实践的角度来看，运用生态分析方法对高职教育进行整体性研究，是基于生态概念的三种理解所带给高职教育若干启示当中最为显著的。生态分析方法就是运用生态学的有关原理、观点来分析特定事物的一种原则和视域，是一种将研究对象进行生态仿生的研究方法。

1. 可以运用生态分析方法来考察高职教育的基础性问题和关系性问题

运用生态分析方法，可以分析高职教育在整个社会系统结构中的地位、性质、特征和功能等基础性问题，特别是它与政治、经济、文化和社会等其他多重复杂要素之间的相互关系。与传统的就高职教育而谈高职教育的研究思维相比，把高职教育同社会政治、经济、文化等因素整合起来加以研究，是生态视域下所确立起来的最为重要的一种研究思维，是一种研究方法的变革。高职教育作为我国建设创新型国家，培养创新型人才的重要路径和主要方式，它本身具有很强的实践性和综合性，无论是理论研究还是日常实践，都需要有广阔的视野和开放的姿态，这是由高职教育活动的性质所决定的。如果不考虑宏观的国家经济社会发展需要和民生的现实生活需要，中观的高校开展高职教育的实际需要和资源条件，微观的教育对象的心理需要和价值认同等，是做不好高职教育工作的。另外，从学科基础理论研究层面来看，运用生态分析方法对高职教育进行整体性研究，有助于改变传统对高职教育分门别类研究的局限性。目前我们对高职教育的理论研究多为基于本质论、价值论、环境论、过程论的"条块式"研究方法，这样的研究结果更适合教材化的体系展示，但也造成了对高职教育实际问题关注的不全面和不完整，这本身不应成为高职教育，特别是基础理论研究的唯一叙述模式。

2. 可以运用生态学中生态系统与生态因子之间的相互关系的方法论来考察高职教育的静态系统结构

运用生态分析方法来看待高职院校教育，一方面从高职教育系统与外部系统的关联来看，高职教育系统既具有相对的独立性，又具有与其他社会系统之间的关联性，需要与其他社会系统之间的协调一致和和谐共生，高职教育的顺利开展和有效实施受到社会其他系统组成的生态大环境的影响。高职教育生态环境系统的平衡与发展需要从相对其而言作为外部社会生态系统存在的社会系统中汲取物质、信息和能量，并与其他社会生态系统保持协调、平衡的关系。同时，高职教育生态环境系统内部又划分为若干小的系统，这些小生态系统都与高职院校教育存在特定关系。从横向上划分，可以分为目标文化系统、师资队伍系统、课程教学系统、管理组织系统、监控评价系统、资源保障系统、政策环境系统等；从纵向上划分，可以分为宏观层面的国家高职教育系统、中观层面的高职院校教育系统、微观层面的各高职教育子要素系统等。

3. 可以运用生态学中生态系统与生态因子之间的相互关系的方法论来考察高职教育的动态运行过程

高职教育过程是诸教育环节和要素之间的有机配合、协调的状态，其中的每一个环节都可以运用生态观来考察。以高职院校教育系统为例，我们可以在高职教育的动态运行过程中分析系统各要素之间是如何定位并相互作用的。如高职教育主体如何影响高职教育客体，客体如何反作用于主体，主客体之间的主体间性关系如何；高职教育主客体如何与高职教育环境发生关系并相互影响；高职教育主客体与高职教育介体或载体之间的相互作用是如何发生的；高职教育环境对高职教育介体或载体的影响等。以高职院校教育的课堂教学为例，教师和学生成为课堂生态的主客体，课程设置、教学内容、教学方法、教室布局、课堂容量、课堂物理环境等成为课堂生态环境，我们可以分析各类环境对学生接受效果的影响，也可以分析课堂中的各类组织，如正式组织、非正式组织、半正式组织、参照群体组织及课堂中的各种关系，如师生关系、生生关系、朋辈关系等对教育对象创新素质形成发展的影响。

（三）价值立论：有利于个人价值和社会价值的实现

教育是人生的转变，它的核心是人类经验的转变，它的直接目的是指向人类的幸福和自由。在高职教育中，国家、社会和教育者、受教育者是价值主体，高职教育能够有效地满足人的自由全面发展的需要和社会发展的需要就是其价值体现和生命所在。以生态观关照高职教育，既要关注满足个体个性和全面发展的需要，也要关注高职教育为促进社会有序平衡、协调运行和创新型人才培养所彰显出的特定价值。

1. 生态视域下的高职教育更有利于个人价值的实现

第一，生态视域下的高职教育更加突出对生命的尊重。在高职教育过程中，要重视个人的生命和尊严，促进个人的自由全面发展，促进个人价值观的实现。第二，生态视域下的高职教育更有助于促进学生的自我发展。个体的发展不仅表现在知识的增加、智力的发展和人格的成熟。更重要的是，它是基于自我主动发展的"动机"，而动机的来源是增强个人的自我意识和主观意识。高职院校教育的生态发展将更有利于大学生创业能力的发展，使其具有组织能力、感召能力、适应能力、执行能力和发展能力，培养这些能力的过程也是增强个体主体性的过程。第三，生态视域下的高职教育更有助于挖掘个人的创新潜力。创新潜力是一种潜伏在体内的隐隐迟钝能力状态，潜力不会自动转化为现实，而是取决于教育的理念和实践。高职教育将唤醒人们创新创造的潜在力量，为充分发挥潜力创造条件，这既是高职教育的核心内容，也是其重要使命。

2. 生态视域下的高职教育更有利于社会价值的实现

第一，生态视域下的高职教育更有利于创新型国家建设。创新经济与高职教育的发展有着直接的互动关系。发展和实施以普及创业知识、培养创业能力、创建创业团队、发展创业实践为基础的高职教育，有利于提高受教育者的创业质量，激励创业行为，使更多受教育者能够将创业和自营职业作为职业选择和生活方式。第二，生态视域下的高职教育更有利于创新型人才的培养。创新是一个民族的灵魂，是一个国家兴旺发达的不竭动力，也是满足时代发展需要的动力。随着经济社会的发展，"大众创业，万众创新"浪潮的兴起，提高全民素质，培养学生的创新意识和创新能力成为中国教育面临的越来越紧迫的任务。构建高职院校教育生态系统，有利于推进高校创业改革创新，促进高校知识创新体系的形成，建立以创新人才培养为轴心的知识、精神、能力三合一的人才培养模式。第三，生态视域下的高职教育更有利于创新型人才文化的形成。文化是人的精神灵魂，是一种价值，是一种传统。创业文化是与创业有关的社会意识形态、文化氛围，这种文化能够唤起一种不可估计的能量和责任感，有利于组织形成凝聚力、竞争力和创新力。高职教育的生态发展将高职教育精神价值与社会价值相融合，在特定的社会历史条件下，企业家精神的培育与发展形成了独特的文化观念和形式。

四、高职教育生态及其分析视域的合理性

学科之间的研究综合与借鉴最首要的是合理性与科学性问题。高职教育生态视域转换带来的新的思维方式对高职教育研究与实践是否有可取之处，这是一个首先需要明确的问题。本部分在分析了生态概念、生态分析方法等对高职教育理解启示的基础上，从高职教育本身的角度来讨论高职教育借用生态分析方法的合理性。

（一）高职教育根植于社会生活当中

社会，是人类相互联系、互利合作形成的群体，按照一定的行为规范、经济关系和社会制度而结成的有机整体。社会生活，概括地说，是人类为了生存和发展而在社会关系中进行的各种活动。总体上，可以把社会生活分为社会物质生活和社会精神生活。物质生活是整个社会生活的基础，它为人类进行其他社会生活创造物质生活资料，是全部社会变化的根源和发展的根本动力。物质生活还包括对个人物质生活需要的满足，是个人进行其他社会生活的必要条件。精神生活是建立在物质生活基础上的，是为了满足人们的精神需要而从事的活动。按照唯物史观，社会物质生活和精神生活是辩证统一关系，尤其是随着生产力发展水平的提高，科学技术的进步，两者的统一性变得更加明显。

高职教育根植在社会生活当中主要体现在，一定时期内高职教育的现实状况及其发展水平受到社会物质生活和精神生活的影响。高职教育作为新的教育形式和教育内容，与社会的物质生活水平、经济发展状况和人们的普遍生活水平密切相关。这一点很好理解，一方面，从高职教育的实施主体来看，现实中，高职教育的组织、实施、反馈、调节等各个环节都需要经济的投入和物质的保障。同时，高职教育的理念与价值、内容与方法等也源于社会的现实生活和未来发展。另一方面，从高职教育的接受客体来看，教育对象并不会对高职教育信息和内容完全地、不加权重地加以接受，每个对象自身的生活环境、成长经历及现实的生活状况都会对其高职教育的价值选择产生直接或者间接的影响，最终，教育对象会对高职教育过程本能地做出根源自和贴近于自身现实社会生活的一种选择性考虑。同时，社会精神生活同高职教育的关系也是非常直观的。纵观近年来我国社会精神生活的发展走向，创新创业成为其中重要的组成部分。当前，随着各种新产业、新模式、新业态不断涌现，有效地激发了社会活力，释放了巨大创造力，这些都为社会精神生活提出了目标，指引了方向，也为我们开展高职教育提供了良好的精神氛围。

（二）高职教育生态环境系统是社会生态系统的有机组成部分

在社会中，人和环境是一个不可分割的整体，这就是社会生态系统。大体上，学者们不论使用"社会生态系统"还是"社会系统"，就其本质来说，通常都表明了社会所具有的生态系统性，包括最基本的体现生态特征的有机性、联系性和动态性。社会是一个复杂多样的综合性因素之间相互联系、相互作用、相互制约的整体。无论是社会系统还是社会生态系统的概念，其中都蕴含着生态思维对于社会及其结构关系的认识与运用。社会系统可以分为政治系统、经济系统和文化系统等，各个系统之间，或者大社会系统的各个子系统之间，按照其结构与功能的不同分别具有从属与被从属的关系，也就是包含与被包含的关系。社会系统的要素是个人、群体及组织，联系是经济关系、政治关系和文化关系。

高职教育作为社会教育实践活动，它一方面同人的思想、行为、发展有着直接关系，另一方面也与社会的政治、经济、文化等发展有着广泛的联系。从本质上讲，高职教育是社会经济发展的产物，一旦其脱离了人的现实生活、脱离了社会就不会存在了。高职教育生态环境系统本身是社会系统当中的一个组成部分，既可以划归在社会经济系统中，也可以划归在教育系统或文化系统中。虽然对于高职院校教育生态系统的层次划分与要素厘定，应该说仁者见仁、智者见智，但将高职教育看作社会生态系统的组成部分是成立的。通过将高职教育与大的社会系统相比可以得出高职教育本身在一定社会系统当中具有特定的功能和属性，如果把高职教育视为社会生态系统的一部分或者微观子系统来同其他社会系统的子系统进行比照，它与各个社会系统的子系统之间普遍存在的联系性及其自身相对独立性，也表明高职教育具有社会系统所具有的特定功能和属性，体现在高职教育本身具有作为一个系统存在应该具有的属性特征。同时，高职教育自身也像生态系统一样，与其他外界生态环境存在明显而强烈的相互关系。

（三）社会研究生态化的发展趋势与现实诉求

回顾社会现象研究的生态化历史脉络可以看出，"生态学"已经是对传统生物学的一种超越和发展，实现了一场学科研究范式和思维的变革。它超越了传统的生物学只研究某个生物本身而不涉及也不研究生物赖以生存的自然环境，以及只注重从机械分类学、解剖学等角度就生物而研究生物的某些弊端，使生物学走向了一个新的学科化发展阶段。20世纪60年代，生态学的理论与方法所具有的价值与原则的合理性、正当性和科学性开始被不同研究领域认可，而且生态的理念已经在哲学上确立了其应有的价值和地位。生态学所揭示出来的生态系统中各要素的相互依赖性、系统平衡性、整体有机性等揭示了一幅与传统的机械论自然观迥然不同的图景。不仅如此，生态系统所表现出的整体性还孕育了一种强调互补、平等、关系和均衡的价值观。

生态学已经为当今的人文社会科学研究提供了一套完整、有益的分析方法，经过不同学科的"本土化"之后，在今天的教育生态学、人类生态学、社会生态学、文化生态学、管理生态学等不同学科当中已经建立了独特的研究范式。当然，他们共同遵循和延续着生态的世界观和方法论，也包括体现着生态的价值观。高职教育应该在生态视域下来思考和探究有关理论与实践的问题，生态视域的转向，确立起来的是一种研究高职教育的思维方法，实际上也是生态学方法的一种借用。可以认为，高职教育研究作为哲学社会科学研究的组成部分，运用生态视域来研究其相关理论与实践问题是一种普遍的趋势使然，从研究方法上是一种新的尝试。在构建生态文明的当前，在强调人与自然、社会协调发展的今天，可以说生态分析视域的意义更为深远。

第二节　高等职业教育生态环境的内涵及理论依据

一、高职教育生态环境的内涵

（一）教育生态学

教育系统虽然不是一个生物系统，但教育系统的主导因素是人，教育的目的就是为了造就完美的人，周围环境因素可通过影响人而作用于教育系统，教育系统也通过培养人与周围环境发生联系，且教育系统本身有其发展的规律性，因此，教育与其周围环境的相互关系就具有了生态学的意义。教育生态学是依据生态学的原理，特别是生态系统、生态平衡、协同进化等原理与机制，研究各种教育现象及其成因，进而掌握教育发展的规律、揭示教育的发展趋势和方向的科学。简单地说，教育生态学就是研究教育与其生态环境的相互关系的科学。教育生态学是一门交叉学科，它既不同于教育学，也不同于生态学；它不是仅仅以教育作为自己的研究对象，也不是单单以生态环境作为学科的探究目标，而是把教育与生态环境联系起来，以其相互关系及其作用机理作为研究的对象。这不仅是因为教育者和受教育者都是人，是生物界发展到最高层次而又脱离了动物界的人，而且是因为人处在生态系统中，作为生态系统的一部分，人类与环境之间相互制约又相互影响。教育也处在教育的生态系统中，必须也遵从教育的生态规律。

研究教育生态学是为了寻找适宜教育活动健康运转的生态环境，改造并保护教育生态环境，实现教育要面向现代化、面向世界、面向未来的目标。

（二）高职教育生态环境

人是教育活动的主体和客体，人类的进步、社会的发展与教育的发展是密切相关的。教育的生存与发展离不开教育的生态环境，彼此之间存在着协同的关系。所谓学校教育的生态环境，它是以教育为中心，对教育的产生、存在和发展起着制约调控作用的多维空间和多元的环境系统。我们可以从三个角度或三个层次来认识教育的生态系统：一是以学校教育为中心，结合外部的自然环境、社会环境和规范环境，组成单个的或复合的教育生态系统；二是以人的成长发展为主线，研究外部环境，包括教育在内的自然、社会和精神因素组成的系统，以及人的生理、心理等内在环境因素；三是以生为本，以课程为命脉，让学生在一种充满关爱和培养的课程环境下全面发展。

以学生成长发展为本的教育理念，这就是学校教育生态建设的核心所在。分析生态环境对教育的影响，是研究教育生态学的基础和一种发展方向。它从生态环境因子的分析中，探究各种生态环境与教育的相互关系及其作用并从影响教育的物质环境、精神环境的相互联系中，综合地研究教育的发展规律。

相对地讲，教育的生态环境包括自然环境、社会环境和规范环境。生物圈是最大的生态空间，也是教育最基本的自然生态环境，它给予教育直接或间接的影响。教育的社会环境，是人类特有的生活环境。对于教育与社会环境的关系研究，在教育学中向来是比较受重视的。教育社会环境包括政治环境、经济环境以及学校环境、家庭环境、院落环境、村落环境、聚落环境、城市环境等。其中学校作为教育的主要（集中）场所，其环境对教育的影响是巨大的。

二、高职教育生态环境的理论依据

（一）素质教育的理念

素质教育是教育者基于个体发展和社会发展的需要，利用各种有利条件，通过多种有效途径，以适当的方法引导全体受教育者积极主动地、最大限度地开发自身的潜能，提高自身的整体素质，并实现个性充分而自由发展的教育。素质教育的内涵有三：第一是面向全体学生；第二是让学生德、智、体、美全面发展；第三是让学生主动发展。全面推进素质教育是适应人的发展和社会的发展的客观需要，是推进教育改革和提高民族素质的关键。推进素质教育是学校教育的当然使命，是义不容辞的责任，而构建和谐学校教育生态环境是推进素质教育的重要手段。

（二）教育生态学理论

生态原本是生物学的概念，今天生态文化早已突破了单纯的环境科学扩展到了人类学、社会学以至整个人文社会科学，渗透进人们的生活。它反映了一个事实：全新的生态化社会正在形成，教育作为社会大系统的子系统，必然也存在自身的生态文化。按照教育生态学的观点，教育的生态环境是以教育为中心、对教育的产生和发展起着制约和调控作用的多维空间和多元的环境系统。

从理论的角度来看，人的发展及才能的培养是遗传、教育、环境共同作用的结果。人不仅受环境的影响，也在能动地改变环境，又进一步影响他人和自己。生态学是研究生物与环境辩证统一关系的科学。在生态学中，包括人在内的一切生物和周围环境之间的关系均称为生态关系或生态环境。人是环境的产物，这不仅说明人的发展需要靠遗传素质，更主要的还表现在人的发展和环境有着极大的关系。孔子的"性相近，习相远"说明他当时已经意识到环境因素对人影响。"孟母三迁"更说明了当时人们已经注意到人与自然环境和社会环境的关系。"近朱者赤，近墨者黑"也反映人们早已认识到环境决定教育的成败。

教育的发展离不开相应的生态环境。和谐的生态环境是人可持续发展的重要保障和必要的条件。现有的教育生态学表明：学校所具有的规模和组织结构、所提供的物质环境、所推崇的价值观念、所熔铸的行为模式等等，构成了受教育者个体的学习情境，它们对受教育者学习行为造成了明显的影响，受教育者个体在特定情景下所采取的特定行动，又改变着现实的情境，影响自身和其他个体的身心发展。

（三）"和文化"的管理理念

运用"和文化"的管理理念，全面建设师生持续发展的精神家园。当今世界所推崇和实施的"绿色文明"，就是要达到三个和谐：人与人的和谐是关键，人与自然的和谐是保障，人自身的和谐是动力。我国古代就是以"和文化"来作为伦理经纬，将以德治国与依法治国同时推进的。

研究学校生态环境问题，旨在构建和谐的学校教育生态环境，促进学校教育的和谐发展。何为构建和谐教育生态环境？那就是为适合社会发展，体现时代精神，在先进教育观念指导下，采用科学的管理，促使师生的主体性得以充分、自由、和谐地双向发展，从而构建起保证教育和个人乃至社会具有可持续发展动力的这样一种生动活泼的教育状态。只有构建和谐教育生态环境，才能真正解放教育，从而解放教育管理者、教育者和被教育者。

第三节　高等职业教育生态环境系统的界说

从生态视域看，高职院校教育本身是生态的，具有与自然生态系统相类似的内在机制，甚至在一定程度上具有一致性的质的规定性。从生态思维来分析高职教育系统的构成要素及相互关系，全面剖析系统内各要素之间的关联，重新对高职教育的结构与过程进行理解，尝试构建符合我国实际的高职院校教育生态环境系统，并力图对系统的五个功能要素即目标、政策、环境、课程和课堂分别进行生态构建，以实现系统的良性运行与稳步发展。

一、高职院校教育生态环境系统的要素

（一）高职院校教育生态系统的要素厘定

"要素"是构成系统的基本成分或基本单位，或最小的成分单位，它有基本的、实质的、必要的和层次的含义。在研究一些局部问题时，要素可以被看作独立的系统。

从教育学到教育生态学，研究者从承认"教育是一个系统"到"教育是一个生态系统"，赋予这一系统整体、动态、关联、和谐等生态性特征。因而，教育生态系统的基本要素也成为该生态系统中的生态因子。高职院校教育生态系统由许多要素组成，这些要素是有机的、相互关联的，各要素在系统结构中均处于适当的"生态位"，直接决定了高职院校教育生态系统的性质和功能。通过对高职院校教育生态系统要素的研究，对揭示高职院校教育生态系统的联系、系统与外部的联系，了解高职院校教育发展规律，预测其未来发展趋势都具有重要的价值和现实意义。根据生态学是研究有机体与周围环境之间相互关系的科学和生态系统是生物群落与无机环境构成的统一整体的理解，可以认为高职院校教育生态系统是高职院校教育生态主客体与生态环境相互联系和相互作用的整体。

目前，对于高职院校教育生态系统的组成要素的研究非常有限，多从宏观

视角构建高职教育体系，而对于体系中的组成要素则很少提及，基本没有可以参照的内容。结合要素的概念，论证高职院校教育生态系统要素应该把握几个关键点：第一，不可或缺性。即强调要素在整个高职教育生态环境系统中的重要性，如果少了这个要素，整个系统将无法运行，要素作为系统的基本构成实体，一定是必不可少的因子。第二，普适应。既然是要素，就是在任何高职教育模式下的系统中都可以找到它的存在，它不具有个别性，个别的要素也不能普适于任何高职教育系统。第三，独特性。要素能够体现出高职教育生态环境系统的基本属性和独特功能，即能够为高职院校教育的理论与实践给予定性，强调一定的内属性和独特性。

我们可以借鉴教育学中对教育系统要素的分类观点，将高职教育的概念进行分解来厘定高职院校教育生态系统的构成要素。在高职院校教育过程中，仍然首要的是"教"与"学"的过程，所以教育的主体和客体成为系统结构的基本要素。当然，社会上也存在"创业不可教"的误区，认为创业必须来源于实践，课堂上的东西未必管用。创业是一项社会活动，社会活动是有规律的，创业也是有规律的，这种规律可以被承认和传播，高职教育就是向学生传授创业的一些规律和特点。高职教育是有目的、有计划、有组织的教育活动，最终目标就是培养具有创业素质的全面发展的人，可见高职教育目标是系统结构的本质要素。高职教育活动需要一定的载体和媒介，高职教育的内容与方法就是系统结构的实施要素，这里的内容主要体现在高职教育课程，而高职教育的方法主要依托于高职教育课堂。最后，依据高职教育生态环境系统的概念与内涵，环境也是该系统的构成要素，而在当前我国高职教育"政府主导"的背景下，环境中政策要素的功能和特性显得格外重要，发挥着特殊的引导和支持作用，因此，本书将政策作为独立的功能要素进行分析。

综上，本书认为高职院校教育生态系统由高职教育主体、客体、介体、环体四类"实体要素"及高职教育目标、政策、环境、课程、课堂等若干功能要素组成，它们能够直接地反映出高职院校教育生态系统的特质，较好地反映出高职教育过程的规律，缺少任何一个要素都会使高职院校教育生态系统不完整。第一，"实体要素"＋"功能要素"比较符合要素的概念和要求，对于高职院校教育理论与实践研究具有积极的意义；第二，"实体要素"＋"功能要素"更能够在系统层面反应和揭示高职院校教育生态系统的复杂性和社会性，以及高职教育不同于其他类别和形式的教育的特性，能够从整体上反映高职教育系统的基本结构和本质属性；第三，"实体要素""功能要素"在语义上基本涵盖了高职院校教育生态系统的各个环节及领域，并且在某种程度上反映了当代高职教育出现的新变化和新发展，如近年来创客教育的引入与发展。创客教育已经成为当前全球开展创新高职教育的新趋势和新导向。同时，大数据技术为高职院校教育的发展与创新带来了前所未有的机遇和挑战，它改变了传统高职教育的思维方式，有助于教学过程的精心施教、管理过程的精确调控、服务过程的精准帮扶。这些都带来了高职院校教育生态系统要素的新变化。

(二) 高职院校教育生态系统的要素描述

1. 高职教育主体

这里的高职教育主客体都是以实体形式出现的，不同于认识论层面的主客体关系，其作为要素时两者本身是原始且静态的。本书将高职教育过程中的高职教育教师和高职教育管理者定义为主体要素。教育的目的是引导和促进受教育者创业素质的发展和改变，使教的对象的身心变化与社会发展需求相适应。高职教育教师和高职教育管理者是高职院校教育的设计者、组织者和实施者。因此，高职教育教师和高职教育管理者作为高职教育活动中人的要素，是高职教育实践活动的主体，更确切地说，是高职教育过程中"教"的主体。在高职教育过程中，主客体的关系在很大程度上是特定的，这是由高职教育的本质属性所决定和内含的，主体是主导高职教育的一方，客体总是相对于高职教育主导的一方。当然，对高职教育者主体的定位不是高职教育的绝对的权威领导者，而是与受教育者具有平等的人格，但是反过来我们也不能因为双方地位平等而否认主客体存在的特定性。

高职教育的创造性属性需要创造性的主体，他们掌控、设计、调节、组织和管理着高职院校教育的开展与改进。创造性主体是创造性人才和优秀教育者的综合与升华。第一，主体应该具备稳定的心理素质。有积极构建动态的、开放的、联系的、多样的教育生态观念，高度的生态意识，将人类文明精粹的价值规范纳入自己的追求与目标；有独立的批判精神，敢于突破陈规而另辟蹊径，标新立异；性格开朗、宽容，勇于自我否定，善于尊重和鼓励学生的求异思维，充分理解和宽容学生的差异和创新。第二，主体应具备良好的认知素质。具有广博的知识储备、精深的专业知识、良好的文化修养、丰富的教育理论和敏锐的行业知识；具有严谨的科学态度，尊重科学、遵循规律，将学科最新成果应用于教学实践中；善于激发学生的创新动机和创新意识，不断增强其学习动力。第三，主体应具备卓越的能力素质。具备教学驾驭能力，能够充分发掘学科、课程内容的创新元素和创业机遇，深度开展专业教育与高职教育的融合推进，加强课程创业和岗位创业；具备创业科研能力，面对我国创业学学科发展的现状，积极开展创业学和高职教育理论与实践的研究，推进高职教育学科化发展；具备现代信息技术能力，充分利用现有信息技术和多渠道媒体进行高职教育方式方法的革新、创业知识的普及、创业案例的宣传、创业模拟的开展和创业竞赛的活动等，让高职教育深入人心并践于行动。

2. 高职教育客体

在本书中将高职教育过程中的受教育者界定为客体要素。受教育者的客体性是因为受教育者是高职院校教育的施教对象，在高职教育过程中主要是接受者、受动者和依托者，也是高职教育效果的体现者、受益者，相对于高职教育主体而言，受教育者是高职教育的客体。在高职教育过程中，受教育者首先作为高职教育的对象存在于高职教育活动的要素中。第一，在高职教育过程中，受教育者首先是寻求创业知识的个人，从无知到有识，从知少到知多，他们需要由教育者来教授和扩展。第二，受教育者也是不成熟的个体，在教育者的教育下，受教育者逐渐获得与创业精神和行为修养有关综合素质的完善，并逐渐从个体的"生物人"转变为本质的"社会人"。第三，受教育者也是缺乏创业技能的人，只有在教育者的训练下，受教育者才能逐渐掌握各种创业生产和生活的技能，实现从个体消费者到社会生产者的转变。因此，高职院校所有教育和教学活动都应围绕受教育者展开，受教育者是高职教育生态环境系统的核心要素。

客体要素即受教育者在高职院校教育生态系统中发挥着特殊的重要作用。第一，高职教育客体的能动作用。高职教育客体的客体性，表现为高职教育客体的受动性、受控性和可塑性。高职教育客体与一般的物质客体不同，作为有思想、有情感、有意志的人，他们在接受高职教育过程中，不是完全被动的，也具有主动性，他们对高职教育内容与活动的认同度、参与度、配合度，对高职教育的效果起到关键性的影响。积极的动机主要是受教育者能够积极主动地配合教育者，以预定的计划完成教育任务和实现教育目标。使受教育者的消极能动作用向积极能动作用转化也是高职院校教育者的一项重要任务。第二，高职教育客体的促进作用。高职教育的成功与否需要教育主体主导作用的发挥与教育客体能动作用的积极配合，受教育者能动作用的发挥将有效地提高其自身对高职教育的认同度和参与度，增强自我发展能力。同时受教育者的积极配合也会有效增强教育者的工作信念与工作信心，激发高职教育者的创新灵感，有利于其以更加饱满的热情和创新精神投入高职教育过程中，优化教学设计，提高高职教育的针对性和实效性。第三，高职教育客体的检验作用。高职院校教育效果如何，最终要体现在受教育者创新综合素质的发展状况上，而这需要通过受教育者外在的言语表达和实践行为来体现，深层次体现在受教育者的思维转变和价值认同上，进而找到影响高职教育效果的因素和环节。可见，受教育者的发展形态成为检验高职教育效果的必然和应然的依据。

3. 高职教育介体

高职教育介体是高职教育主体为达到一定的高职教育目标对高职教育客体进行高职教育所传输的有效内容及采取的方式、方法，是主体作用于客体的"联结纽带"。正是通过介体的参与，高职教育主客体之间才能发生相互作用、相互转化，最终达到预期教育目标。教育目标、教育内容和教育方法构成教育介体的三个要素。其中，高职教育的目标是高职院校教育的起点，它对高职教育的内容和方法的确定做出了规定和制约，它也是高职教育的最终目的地，可以检验高职教育所取得的成果是否朝着目标的方向发展，是否取得了预期的成果。教育内容是高职教育活动的客观依据，是高职教育的中介环节和基本要素，是实现高职教育目标的具体载体。高职教育内容不是由教育者随意确定的，它既要以高职教育的目标和任务为客观依据，又应当与创新型社会发展及受教育者个体发展的需求与规律相适应。教育方法是高职教育有效性的条件和保证，为了使教育者对受教育者产生有效的教育影响，有必要采取适当的教育方法，将特定的教育内容有效地传递给受教育者。教育方法是为教育的目标和内容服务的，它是由高职教育的目标及规律决定并凭借多样化的物质手段和精神手段进行的。在高职教育目标和内容确定以后，方法的运用就成为影响高职教育成效的重要因素。

从高职院校教育的内在逻辑出发，高职教育不仅是适应创新国家需要和社会建设发展时代的人才培养模式的改革，同时也进一步体现了高校素质教育和创新型教育人才培养的理念。也就是说，高校的高职教育是人才培养的重要组成部分，其实质必须围绕"培养什么样的人"的问题。基于这一逻辑，高职院校教育的目标应该是培养受教育者的创新素质，这是高校人才培养深入而具体的目标。课程作为教育内容的主要载体，应在特定的课程体系中贯彻高职教育的基本思想和教育内容，在高职教育思想的统一指导下，形成教学与课程的有机结合。课程体系和培养目标是教育生态学的基础，高职教育内容的选择和设计应以培养创新型人才为目标。根据素质教育的系统性要求，高职教育的内容也需要以创业精神、创业知识、创业技能为中心。作为高职院校教育的主阵地，多元化的教学方法往往通过课堂的主渠道应用于高职教育。课堂是师生共同成长和发展的舞台，课堂生态的质量对学生的学习、成长和发展有着非常重要的影响。只有建立和优化高职教育的课堂生态，促进课堂生态的改善，才能增强高职教育课堂的创新和创造力。

4. 高职教育环体

高职教育环体即高职教育的环境，是与高职教育相关的，对受教育者创业意识的形成、创业精神的培养、创业知识的学习和创业技能的掌握产生直接或间接影响的内外部环境因素的总和。根据标准的不同，我们可以将高职教育环体分为不同的类型。从环境对个人的影响范围和环境的覆盖面的视角，高职教育环体可以分为宏观环境、中观环境、微观环境。从高职教育环体的组成视角，可以将其分为硬件环境和软件环境。从高职教育环体的形式视角，可将其分为实体环境和虚拟环境等。高职院校教育生态系统作为一个开放的系统，必然与环境有着多种形式的沟通。环体对高职院校教育生态系统的影响主要体现在两个方面：一是参与功能。环体作为高职院校教育生态系统的要素之一，融入高职院校教育生态系统运行的全过程中，它在系统其他要素的运行和改进中起着决定性的作用。二是互补功能。良好的环体可以加强和提高高职院校教育的效果。相反，它会削弱和抑制高职院校教育的效果。高职院校教育生态系统中的环体主要包括高职教育的文化环境、组织环境和政策环境，其中文化环境包括物质文化、精神文化、行为文化和制度文化等；组织环境包括高职教育的组织模式、组织机制和组织体系等；政策环境包括国家层面出台的各类政策，各省份出台的实施方案和高校出台的具体落实方案等。

(三) 高职院校教育生态系统的要素关系

在高职教育生态环境系统研究中，我们除了将其作结构上的要素划分以外，还应该对其进行过程上的划分，而且，从根本上，动态地理解和把握高职教育过程结构比静态地理解和把握高职教育系统结构更具有现实意义。本书认为，高职教育系统结构由主体、客体、介体和环体四要素构成，但当描述高职教育过程结构时，则应描述四体之间的相互作用、相互影响的动态关系。

1. 高职教育生态环境系统中的主体与客体之间的关系

关于高职教育主客体与高职教育者、受教育者的认识问题是系统运行的首要范畴，是使用教育者、受教育者还是使用主体、客体成为要素确定的关键。对于两者的界定存在着不同的声音。有研究者认为：既然教育者和受教育者都是活生生的人，人都是有主观意识和能动性的，都是可以对客观事物进行判断和选择的，所以教育者和受教育者都应该是主体，不存在主体决定客体，客体反映主体的关系。其实这里存在一个误区，就是将认识论中的主客体关系附加于仅仅用于事实描述的主客体要素上。本书无意于对主体和客体之间的关系，包括"双主体性"及"主体间性"等进行认识论上的辨析。在高职教育过程中，主客体的关系在很大程度上或很多时候是特定的，尽管在某种条件下主客体可以相互转化，但是主体一定是高职教育的主导方，是高职教育的组织者、发起者和施教者，客体总是相对于高职教育主导的一方，是高职教育的接受者、受教者，我们不应该因为过分强调主客体在双方关系地位上的平等性而否认了两者存在的特质性。我们在高职教育的动态过程中使用主体和客体的概念，就是为了从客观存在状态视角更加清晰地认识双方在他们对象性关系中的相互作用机制、过程和运行轨迹。

高职院校教育生态系统中各要素功能实现得如何，要看要素的连接方式完善得如何。当然，系统中的各要素生态位不同，有的居于主导地位，有的居于非主导地位，往往主导地位的关键要素决定着系统作用的发挥。在高职教育生态环境系统中，主客体的关系是其中最重要的一对关系，对两者关系的分析是认识高职院校教育生态系统运行机制的前提基础。首先，主体与客体的关系表现为在高职教育过程中的对立统一，其中对立关系表现为两者的相互制约，即高职教育过程中主体为了实现高职教育目标，要对客体进行支配和指导，并通过各类介体对客体进行转化和提升。同时，客体会根据自身的客观情况，对主体的高职教育行为过程产生支持或者限制。其次，主客体的认知不协调。因为两者在认知层次、知识储备、素质能力、行为方式等方面的差异，使两者在高职教育过程中往往出现各自目标的不一致，教学内容与方法的不协调，教学环境的不适应等。两者的统一关系表现为相互依存，即两者互为存在关系，缺失其中任何一方，另一方也就失去了其存在的意义与价值；互相促进，即两者彼此相容，积极互动，在教育过程中相互启发，充分发挥主体的积极的主导作用与客体的能动接受性，有效达成教育效果；相互转化，即在某种条件的满足下，高职教育主客体之间会实现某种程度的转化，当然这种转化不是两者地位的变化而是主导作用发挥的强弱。高职教育生态环境系统也正是在各要素从矛盾对立向协调统一的不断调整中实现动态平衡。

探讨高职教育主客体关系就是理清主客体之间的相互影响和相互制衡的发展变化关系。生态视域下，对高职教育主客体相互转化的条件及其关系的探讨相比单纯从认识论上辨析主客体的地位和作用更有价值。主客体关系转化是高职教育生态环境系统中的基本关系和基本状态，在转化过程中，由于高职教育主体和客体各自异质的存在，导致在高职教育主体与客体的关系及其矛盾运动过程中，主体将使客体向自己需要的方向转变，而客体将根据自身存在和发展的客观需要而改变主体。促进高职教育主客体关系转化，应以实现其主客体关系转化的条件和过程为依据。第一，充分尊重高职教育客体的主体地位。高职教育效果的如何，首先源于客体对高职教育的心理认同和情感趋向，使受教育者在内心中激起对高职教育的愿望和梦想。教育主体只有在充分认识和把握现有教育客体的基础上，才能准确把握教育客体的现状，引导教育客体形成共同的认识和价值认同。第二，积极发挥高职教育主体的主导作用。教育主体应在教育内容、教育方法和教育情感等方面对教育客体进行因势利导，将最新的创业知识融入客体的日常生活和情感世界，尤其要充分利用信息技术的辅助功能，满足不同层次和水平客体的多样化发展需求。第三，不断提高高职教育主体的综合素质。高职教育主体"实战性"薄弱成为制约高职教育深入推进的关键因素，无论是创业师资的来源渠道还是后期发展都不尽如人意。高职教育主体要转变观念，确立"平等自主""包容开放""主动主导"的理念，丰富自身多方面相关知识，重点强化实体实战能力和虚拟实践能力，更加有助于帮助客体了解和掌握创业知识与技能。

2. 高职教育生态环境系统中主客体与介体之间的关系

高职教育主客体与高职教育介体的关系是显而易见的，在多数情况下，主体与客体对教育内容和方法的选择是双方相互协调和彼此统筹的结果。虽然表面上看来，介体外于主客体，但其实是主客体之间相互意志博弈的结果。虽然也有研究认为，高职教育的内容与方法的各自外延和内涵不同，不应将两者合并而应作为独立的要素存在；还有人认为高职教育生态环境系统的介体不能只笼统地涵盖高职教育的内容与方法等。高职教育介体是联结主体和客体的纽带和桥梁，主客体之间的相互作用、相互转化都离不开介体的参与，其中，教育内容是高职教育的客观基础，是高职教育目标的具体体现。教育方法是高职教育有效性的条件和保证。因为在高职教育过程中，教育内容和方法虽然不能涵盖教育介体的全部，却是实现教育目标的关键，两个要素必然不可分割。虽然两者的内涵与外延不同，但教育内容需要适合的方法传授给客体，教育方法如果不依托教育内容也成为虚置，所以，将两者聚合在一起作为教育介体的重要组成无论从形式还是内涵上都是合理的。

高职教育主体必须借助一定的教育介体作用于客体，才能促使客体满足创新型社会对人才培养的需要。教育主体是传输教育内容、运用教育方法的承担者，其个人的品质、经验、能力等都影响着客体。同时，由于教育介体有其自身的相对独立性，与主体之间存在矛盾关系的辩证统一。在高职教育过程中，为了实现教育目标，解决国家和社会对目标的要求与受教育者创业素质的现状之间的矛盾，主体必须选择和使用适合目标的内容和方法。因此，作为实施者，主体所采用的教育内容和方法具有主导性，从高职教育的目标和学生身心发展的特点出发，主体可以对教育介体进行创造性的选择、处理和改造，实现教育介体的创新。同时，根据高职教育的客观规律和客体的实际情况，可以预见客体的未来发展，引进前瞻性的教育内容和先进的教育方法，实现教育介体的与时俱进。一方面，教育介体要为主体所支配，为主体施教服务。然而，作为一种客观的存在形式，教育介体有其自身的运动规律，因此，主体与介体之间存在着矛盾。另一方面，介体的相对稳定性与社会对客体创新素质的新要求和变化不同步，主体的能力水平与教育介体的使用和理解之间存在着不匹配。

高职教育客体在高职教育过程中和教育介体发生关系时具有能动作用和检验作用，高职教育客体与高职教育介体之间存在一定的辩证关系。第一，高职教育的介体与高职教育的客体是一致的，两者的统一基础是高职教育的过程。介体与客体是彼此存在的条件：没有教育介体，教育客体就无法发展；没有教育客体，教育介体就失去了其存在意义，二者的相互依存是高职教育的基本因素和重要条件。第二，教育客体决定教育介体，教育介体服务教育客体。客体是介体指向的对象，客体的需求决定了介体的选择、应用和创新，介体应适应客体的现有知识、能力和素质基础，并随着客体的发展和变化不断创新。第三，教育介体对教育客体的适应性。教育客体的身心发展和认知发展的特点决定了介体必须具有灵活性和多样性。面对不同发展水平和能力素质的客体，在高职教育实施过程中应采用与其相适应的不同介体，以获得良好的教育效果。第四，教育客体相对教育介体的主体性。教育客体作为有意识、有思想、有情感、有意志的人，具有主观能动性，在教育介体的选择过程中，他们必然夹杂着自己的需要和判断。因此，教育主体在面对教育客体时，不仅要从主体的主观要求出发，而且要充分调动和发挥客体的主观能动性，才能达到预期的教育目标。

3. 高职教育生态环境系统中主客体与环体之间的关系

业界对于使用高职教育的"环境"还是"情境"也存在某些争议,认为"环境"是存在于高职教育系统之外的,"情境"是为有效开展高职教育而创设的,是内含于高职教育体系中的,是作为高职教育的要素对高职教育的主客体发生影响的物质条件和精神氛围的统一体。同时业界认为,"环境"对人的影响虽然较大,但很多时候是高职教育系统所不能掌控的,而"情境"往往是主体围绕高职教育目标和内容而有计划、有组织地创设的教育条件,具有较强的主观可控性。"情境"可以被认为是一种特殊的"环境",表现在它的微观、可控和"情境交融"。高职教育的生态环境既包括外部社会大生态环境中的政治生态环境、经济生态环境、文化生态环境等,也包括与高职教育主客体接触紧密,影响直接的高校内部高职教育生态环境,社会大生态环境的改造是一个转型的过程,但高校内部高职教育的组织环境、文化环境等可以成为系统建设的首要内容,"情境"抑或"环境"更多是我们认识上的差异。

高职院校教育环体发挥着"教育的条件"和"条件的教育"双重作用。"教育的条件"是指环体本身对高职院校教育过程和效果所产生的客观影响,高职教育环体是高职教育主客体发生关系的场景和条件,高职教育的主客体作为实体必然不能脱离周围环境而独立存在,同时,高职教育环体也决定着高职教育介体的性质和方向,影响着介体的实施和创新。"条件的教育"指的是高职教育环体所具有的天然的育人功能,尤其是校园高职教育组织和文化环境的营造对高职教育主客体会产生潜移默化的感染、激发和引导作用。可见,高职教育环体在高职教育生态环境系统中扮演着非常重要的角色,与其他要素之间存在着千丝万缕的联系。从宏观上,高职教育主客体与高职教育环体之间的关系是相互依存、彼此共生、互融互通的关系,它们之间可以互补互利、互促互改、互导互引。从微观上,高职教育主客体与高职教育环体之间的关系又显得格外微妙而难以把握,因为不同的环境会对主客体产生不同的影响,同一环境的不同时空也会对主客体产生不同的影响,有的影响是直接的、长期的、可见的、可控的,有的是间接的、短暂的、隐性的、不可控的。

在高职教育主客体与环体构成的生态系统中,主客体与环体之间存在的物质流、能量流和信息流的交换作用,以维系主客体的存在与发展。环体提供给主客体物质、能量和信息的多少与均衡与否直接影响主客体的发展程度。在高职教育环体中非常重要的政策环境的投入与执行对高职院校教育的发展起到积极的助推作用。

二、高职院校教育生态系统的结构

若将复杂事物视为有机整体，则强调从系统的结构①中认识客观事物，探索事物结构中的特殊矛盾，从而理解结构、改造结构、优化结构。掌握了这个结构，就感觉掌握了这个系统的引擎。教育生态系统的结构是教育系统中各要素之间的联系形式，是各因素与外部环境因素之间的关系形式。高职院校教育生态系统的结构是高职院校教育生态系统运行过程中各要素的组成和分布，以及它们之间的相互关系和作用方式。

（一）高职教育生态环境系统结构的共性特征

作为教育生态系统的组成部分，与其他系统一样，高职教育生态环境系统的结构具有一般系统的整体性、层次性、有序性和相对稳定性等共性特征。第一，整体性。高职院校教育生态的性质与规律只能存在于各要素的有机联系和相互作用中，高职教育生态环境系统是由高职教育的主体、客体、介体和环体要素按照一定的结构组成的，系统也只有通过结构整合四要素，才能把构成系统的各个要素的属性和功能变为系统的整体属性和功能。尤其是生态分析法的引入，将构成某一事物的各种要素放在系统的环境中进行全面分析，从而有助于更深刻地把握事物的本质。第二，层次性。结构的层次性既体现在纵向的层级关系，也体现在横向的层面关系。其中纵向结构的层次性主要体现在系统结构从低级到高级的递进、发展变化。横向结构的层次性是高职教育系统各要素自身展开的若干相互关联又独立平行的部分，体现的是一种相互关联、相互影响的渗透融合关系。在生态思维中，我们既可以按照系统要素的时空分布，也可以按照系统要素的组织程度等不同标准对系统结构进行分层。第三，有序性。有序是系统存在的客观条件，混乱将导致系统的崩溃。高职教育生态环境系统结构的有序性意味着高职教育系统中的要素具有一定的秩序和规律，在空间中有一定的序列，在时间中有一定的顺序。当然，要素的有序排列不是静态的绝对，而是一个相对稳定的动态发展，各要素之间的有序结构保证了系统的动态发展和稳定运行。第四，相对稳定性。结构的有序性保证了系统结构的稳

---

① "结构"一般是指客观事物的构成要素与其行动方式之间的稳定联系，包括组织形式、秩序和组合等，是一事物不同于其他事物的一种内在的规定性。系统结构是组成系统的各要素的总集、交互的方式和顺序或系统连接。西方结构主义使用"结构"一词来表示构成系统的要素之间的有机相关以及由这种关联而形成的相对稳定的作用形式。生态系统的结构主要是由生态系统的许多要素及其数量关系、每个要素在时间和空间中的分布以及每个要素之间通过能量、物质和信息流的关系组成。

定性，而系统中各要素之间存在着稳定的相互作用和联系，当各要素相互作用时，就会产生某种惯性，它不容易被外界干扰和破坏。

（二）高职教育生态环境系统的整体架构

从生态的视角来讨论其结构，既有宏观结构体系、中观结构体系和微观结构体系，又有个体生态结构、群体生态结构等，多样化的结构体系相互交织、彼此融合，促进高职教育的生态演替，增强系统的教育功能。

1. 高职院校教育生态系统中的宏观、中观和微观结构

在高职教育生态环境系统的研究过程中，宏观生态结构是氛围和环境，中观生态结构是基础和保障，微观生态结构是重点和关键。宏观生态结构就是从整个生态圈出发，以高职教育系统为中心研究对其产生影响的各种环境系统，包括自然生态环境、社会结构环境和文化价值环境等，从大环境、大背景的视角下探讨高职教育生态环境系统的内部构成及其与外部环境的关系，探寻影响高职教育发展的政策、环境、文化等因素，营造和创设有利于高职教育发展的宏观环境，制定符合高职教育规律的发展规划，确立高职教育的战略方向，出台推进高职教育的政策措施。当然，在高职教育实施过程中，不可缺少政府、企业、社区及创业孵化机构的参与与支持，高职教育的实施主体是学校，但却嵌构于政府、学校和产业整体的关系生态之中。把高职教育纳入国家教育治理体系的总体框架中，审视政府、学校和产业的逻辑，从顶层设计调整政校关系、政企关系、校企关系和校际关系，不仅是一种战略考虑，也是一种制度性保障。

中观生态结构主要以高校内部治理为中心，集中探讨高校内部高职教育各组成要素之间的关系及其对教育效果的影响。从治理结构的角度看，构成学校内部治理的生态因素是复杂的，优化学校内部治理生态系统是以整体目标为基础，对诸多生态要素进行结构调整和排列组合。构成高职院校教育内部治理的关键生态要素主要包括总体目标、政策制度、文化环境和资源平台。第一，要明确系统结构的总体目标，结构的目标服从并服务于高职教育系统的整体目标，立足于"人的培养"，结果体现在"人的全面发展"。第二，要完善以政策为核心的制度规范，保障高职教育系统运行的稳定性、持续性和科学性。在这里需要明确的是政策制度不是为了限制和约束，而是为了更好地服务高职教育实施，提供更加广阔的制度空间。第三，要形成文化自觉，塑造具有高校特色的高职教育校园文化环境，改变高职教育的简单模仿和照搬照抄。第四，要建设各类资源平台，包括教师资源、课程资源、实践资源、活动资源等，实现

知识传承、知识生产、知识应用的一体化和融合化，通过优化资源配置激发高职教育系统的生态活力。

微观生态结构重点探讨对学生高职教育效果产生直接和重要影响的微观生态环境的组成。课堂教学目前仍然是高职院校教育的主阵地，高职教育课堂教学的优化必须以高职教育的实践属性和生态系统的完整性、开放性和联动性要求为基础，以师生为中心，把学生的需求与问题导向相结合。高职教育的课堂不同于传统的专业课程的课堂，它更强调主客体的深度互动，教学内容、方式方法的与时俱进，教学环境的动态平衡等，课堂中各要素的结构组成和有序整合将有效提升学生接受高职教育主动性和创新性，增强学生的创新意识和创业技能。

2. 高职院校教育生态系统中的个体生态和群体生态结构

个体生态是现代生态学中趋于淡化的一个概念。它以个体为研究对象，研究内容包括：生物个体生长发育环境条件之间的关系，环境因子对生物个体的影响以及生物对环境的适应性，生物体与环境的能量和物质间的关系，数量与质量的动态关系，并确定某个物种对各生态因素的稳定性与趋向性的界限，探讨环境对有机体的形态生理和行为的影响。在高职教育生态环境系统中，个体生态属于微观生态，主要体现在围绕在个体周围，对个体创业素质发展起到影响的各类因素的综合，如个体的成长环境、家庭环境、学习环境等，多种环境要素的组合对学生的成长和个性发展产生潜在的、深远的影响。群体生态是研究一定栖息地范围内同种或异种生物群体与环境之间的相互关系的科学。高职教育生态环境系统结构中的群体生态分为学校群体生态、班级群体生态及非正式小群体生态等。在群体内部，个体将受到群体整体氛围和关系的影响，群体要充分利用内外部要素和条件，激发群体及其中每位成员的行为动机，在实现群体的巩固、稳定和可持续发展外，也能有利于每位个体的全面发展。

综上，高职院校教育生态系统的不同标准和视角划分的不同结构类型中的各要素存在着普遍联系和相互制约的特征，我们只有遵循整体、全面、动态、平衡的生态思维对系统的结构进行设计和调整，才能使高职教育生态环境系统的各组成要素间的总体比例以及各要素内部的比例关系更加科学、合理与协调，使高职教育生态环境系统的结构与现有的生态环境及可预期的未来社会发展相适应，促进高职教育生态环境系统的结构优化及功能最大化。

三、高职院校教育生态系统的特征

（一）目标性

目标即高职教育的行动方向和终极指向，高职教育生态环境系统作为提升高职院校教育效果的思维创新方式和实践探索，在目标上必须符合高职教育的整体需要，即以培养具有创业基本素质和开创性个性的人才为目标。广义的高职教育不仅是培养学生的创业意识、创新精神、创新能力，也是面向全社会、面向有创业意向的创业群体进行的创新思维培养和创业能力训练的教育。高职院校教育已经成为高等教育人才培养的重要组成部分，小到将创业基础作为一门面向全体学生开设的通识类必修课程，大到将"创新型人才培养目标"或"创业型大学"列为学校人才培养的总目标或发展定位。高职教育的课程设置和实践活动的各个环节都是围绕国家和社会对受教育者创新创业素质的期望和要求与大学生现有创业水平的差距和矛盾展开的。高职教育生态环境系统中的各要素无论是自身内部的运动变化或动态调整，还是要素之间的相互作用与相互制约均体现、包含和统一于高职教育的总体目标中。目标是确定的、客观存在和相对稳定的，保障了系统诸要素之间结构的有序性和稳定性，进而实现整个系统的平衡稳定。

（二）动态性

作为一个运动的生物体，系统的稳定状态是相对的，运动状态是绝对的。高职教育生态环境系统是教育生态系统的子系统，为了满足外部社会经济制度的需要，我们必须不断改进和改变其自身的职能，而高职教育生态环境系统中每个要素的功能及其相互关系必须相应地改变。高职教育的管理机构、规章制度、内容方法、组织环境等都具有很强的时限性，高职教育生态环境系统就是在这种不断变化的动态过程中生存和发展的。高职教育过程的动态性反映了人的创新素质形成和发展的动态性，因为人的创新素质既是在动态的社会交往实践活动中形成和发展的，又要通过动态的社会交往实践活动得以表现出来。高职教育生态环境系统中各要素始终处于运动变化过程中，而我们所处的高职教育环境也处于不断运动变化中，这也就要求我们在研究和把握高职教育过程中人与环境关系的时候要坚持动态思维模式。

（三）整体性

整体的属性和功能是由各部分之间的相互作用以某种方式产生的，而整体也是以这种相互关联、互动的方式来实现对部分的主导地位。高职教育生态环境系统的整体性体现在目标、功能和存在方式的整体性上。系统中各要素的子目标与具体功能与系统整体的目标是一致的，理想的要素目标与功能应该是系统整体目标与功能的分解与细化。高职教育生态环境系统中的课程要素、课堂要素、政策要素和环境要素都有其各自的预期目标和功能，但都服务于创新型人才培养和实现人的全面发展的总目标。高职教育生态环境系统的整体性必须以整体为认识的起点和归宿，即在充分认识和把握全局的基础上提出总体目标，进而提出实现总体目标的条件，然后提出创造这些条件的各种选择，最后选择最好的计划来实现它。在这一过程中，总体目标是从整体上形成一个全面的产物；提出的条件是通过分析总体目标下系统的各个要素及其相互关系形成的；方案的提出和优化是在系统分析的基础上进行系统综合的结果。

（四）制衡性

高职教育生态环境系统的制衡性主要体现在高职教育过程中各个环节所有涉及的要素之间的相互作用、相互牵制和相互影响的关系上。虽然不同的要素在高职教育过程中发挥着不同的功能与作用，但是能否形成"合力"是保证教育效果的关键。如在高职教育目标生态中存在着创新型社会发展对人才培养的目标的确立与高校人才培养传统目标的矛盾与冲突，高校人才培养的总体目标与课程教学目标之间的矛盾，课程教学预期目标与课堂教学实际目标的矛盾等；在高职教育环境生态中存在着高校内部环境与社会外部环境的冲突与价值矛盾，外部环境中先进的经济环境与传统的文化环境之间的矛盾，内部环境中学校总体的高职教育认同环境与课堂教学中师生传统观念的矛盾等；在高职教育课程生态中存在高职教育课程与专业课程之间的矛盾、高职教育理论课程与活动课程之间的矛盾、高职教育显性课程与隐性课程之间的矛盾；在高职教育课堂生态中存在着教与学之间的矛盾，预期目标与教师授课实际效果之间的矛盾等。每个要素内部都存在不同矛盾体，我们在把握高职教育生态环境系统各要素的过程中应充分考虑要素之间的制衡作用，真正形成"过程合力"。

（五）互促性

高职教育生态环境系统的互促性体现在各组成要素之间表现出来彼此互助互利、不可分离、你中有我、我中有你的特征。这种互促性一方面表现在高职教育过程中的参与要素具有相对独立性，而且这种独立性体现为对其他要素发展变化具有能动价值和积极作用；另一方面，高职教育生态环境系统目标的实现、功能的最大化离不开各要素之间的互相促进的良性关系，离不开彼此的共荣共进。如高职教育主体与客体之间的"教学相长"。一方面主体对客体施加影响与教育，帮助客体达到预期的教育目标；另一方面，在教学过程中客体的变化与成长也会对主体产生多方面的影响，最终实现同一过程中的主客体共同成长。高职教育主客体与环体之间的互促关系。一方面环体为主客体的发展创造必要的环境支持；另一方面，环体也会受到高职教育主客体的改造与创设，使环体更加有利于主客体创业素质的形成。高职教育介体为主客体之间的活动开展提供了必要的条件和内容，而介体本身也会随着时代的进步、经济社会的发展、高职教育目标和需要的改变而改变。在高职教育生态环境系统的构建与运行过程中，要充分创造条件，促进各要素之间的积极影响和互利共进。

（六）生命性

创业是一种经济活动，其目标是创造财富。在这种经济活动中，人们对自身的全面发展充满无限追求，而高职教育则是为了帮助人们在创业过程中更好地实现自身的全面发展，这就是高职教育的价值所在。我们应该将高职教育的过程视为一个生命的成长与彰显的过程。高职教育的价值追求在于促进受教育者生命潜能的激发。高职教育生态环境系统的生命性就是要在具体的高职教育实践中关注受教育者创业精神、创新素质以及人格品质的健全、提升和发展，把高职教育过程视为生命活动过程，使高职教育实践活动切实关注人的生命发展。第一，高职院校教育在于唤醒人自身内在的各种创新创造潜能，通过创设各类充分条件，使之获得最充分的发挥和最全面的发展。第二，通过各类创业实践，能够丰富受教育者的创业阅历，完善其创新人格，为生命的全面发展提供必要的实践路径。第三，人们成为社会关系的主人，从而成为自然世界的主人，这是人的全面发展的本质，是创业的最高目标和最终目标。第四，改变把传统课堂教学从整体的生命活动中抽象出来、隔离出来的缺陷，更加关注作为共同活动体的师生群体在课堂教学活动中多重形式的交互作用和创造能力。

四、高职院校教育生态系统的运行机制

高职教育生态环境系统是一个复杂的非线性生态系统，其内在因素及其与环境的相互关联和互动作用决定了其复杂性，它们之间的关系纵横交错，导致高职教育生态环境系统的运行必然是一个非线性、相对均衡、动态发展的过程。

（一）非线性机制

非线性机制是高职院校教育生态系统的运行轨迹。高职院校教育生态系统的稳定发展离不开系统内各要素的相互促进，内部系统与外部环境的信息交流，以及控制系统（介体）对教育的直接干预，它是一种关系复杂、影响广泛的社会现象。每个因素都会对系统运行产生影响，它们之间的关系非常复杂，不可预测。实际上，非线性机制其实是一种要素的复杂性和系统的整体相关性。目前，对高职院校教育影响因素的界定与分析，介于内外部因素及系统整体的复杂性，各要素对高职教育效果的影响程度的量化模型很难建立。在很多时候各要素对系统的影响功能是很难分开的，很难找到因素与结果之间的对应线性关系，在系统的运行过程中各要素更多地是以整体的方式发生作用。

（二）相对平衡机制

相对平衡的动力机制是高职院校教育生态系统的演化形式。作为高职院校教育生态系统，它与人类社会的生存环境密不可分，它自身的发展必须与外部环境和内部子系统交换物质、能量和信息，遵循自然适度发展的原则，受竞争协调、平衡与再平衡的生态规律的影响。高职院校教育生态系统必然会受到人的意识和外部环境变化等因素的影响，而使系统的内部平衡被打乱，各要素将会进行相应的调整，找到新的优化状态，实现新的有序运行，使生态系统与外部环境更加和谐。这个过程是一个从平衡到不平衡再到平衡的动态过程。在这个进化过程中，任一因子的变化都会引起系统的共振，从而促进系统的自我调节，通过自我修正和提升，促进生态系统的动态发展。

（三）涨落机制

涨落机制是高职院校教育生态系统维护与发展的助推器。从系统的现有状态来看，涨落又称起伏，它是围绕着系统稳定状态的偏差而产生的。从系统演化的角度来看，涨落是系统在同一发展演化过程中的差异，是对系统平衡态的破坏。就高职院校教育生态系统而言，它包含两种涨落，一种是系统内部的内涨落，另一种是系统外部环境的外涨落。过去，我们常说事物的发展是一个波浪式前进和螺旋式上升，由不断增加的环节组成的过程，通常表现为从最后到开始的回归。实际上，这只是对事物运动发展过程的一种外在描述。现在，根据涨落机制的研究成果，可以进一步定量地揭示高职教育发展变化的内在机制。也就是说，通过研究系统各组成部分的涨落，可以分析它们是如何在某一临界区域引起宏观结构的飞跃，从而科学地揭示系统的演化或发展过程及其规律。

第四节　高等职业教育生态环境系统的目标生态构建

教育目标显示教育内容的结构、构成、阶段和具体价值，是教育实践和评价活动的直接依据。简言之，教育目标是使受教育者能够实现高水平的生产性社会生活，提高受教育者物质生活质量和家庭社会生活质量，适应受教育者持续优质、高效生产生活的需要，最终实现受教育者生存质量的效果最大化。高职院校教育的目标是在一定的社会发展时期高校实施高职教育活动所要达到的预期，它是一个内涵丰富、层次多阶的完整体系。

一、教育目标缘何成为高职教育生态环境系统的关键因素

1. 高职教育目标统领整个高职院校教育系统

判断某一要素是否为系统的要素，首先要从整体的视角，即该要素是否整体的必要组成、不可或缺和不可替代，既与其他要素相互关联，又具有自身内在的独立性。高职教育目标决定了高职院校教育的根本性质和任务，它是高职教育活动建立和评价的内在基础，在高职院校教育系统中发挥着主导作用。高职教育目标的确立提供了协调各要素行动的方向，引导组织成员形成统一的行动。当高职教育目标充分体现组织成员的共同利益，并与组织成员的个人目标保持和谐一致时，有助于将系统中的各要素聚成一个联合体，并能够极大地激发组织成员的工作热情、奉献精神和创造性。

2. 高职教育目标决定了教育者的活动导向和价值取向

高职教育目标与高职教育活动的主体之间是期望度与完成度的关系。在高职教育活动开展前要明确"为什么要实施此类活动？"并预先设计好"怎样进行此类活动？"在高职教育活动开展中，要始终围绕"如何实现高职教育预期目标？"及"怎样实现目标？"在高职教育活动结束后，要反思"是否达到了预期目标？"及"如何进一步调整优化过程以更好地完成预期目标？"这也就意味着在整个高职教育活动过程中教育者都必须坚持"目标统领"，教育目标的决定作用是首要的，教育者应尽量提高目标的完成度。高职教育的目标从根本上反映了社会和个人对高职教育活动的期望值，但是由于教育者自身知识、能力及主客观因素等方面的制约，其对高职教育目标具体内涵的精准理解和全面把握相对有限，所以在实际过程中教育者只能是无限接近预期期望，尽可能

提高目标的达成度。目前，虽然对高职教育目标基本形成共识，但是随着社会发展需要的变化，目标的内涵和外延也在发生变化，教育者对教育目标的认识是一个动态过程，如果把教育目标认为是渗透在其他要素中的话，实践中将会很难得到有效实现。

3. 高职教育目标引导受教育者的发展方向

高职教育目标是引导教育对象，使其能够在思想、素质、知识、能力等方面尽可能地达到社会需求，或者朝着有利于自身的方向发展。教育目标的实现必须通过教育者和教育对象的共同努力，经过教育对象的内化吸收、主动转化，并最终通过在教育对象身上的内在和外在的变化体现出来。提升高职教育的实效性已经成为社会各界广泛关注的热点，我们往往会以教育对象的思想、素质、知识和能力等方面的变化为主要依据来判断教育目标的实现程度。在高职教育活动过程中，教育对象通过自身的参与，或获得对创业活动的新认识，或是创业精神的新树立，或激发对创业活动的新激情，或掌握创业活动的新知识，或提升创业活动的新能力，都是在原有基础上的一种高职教育目标的内化，这是教育目标在教育对象身上的物化和对象化。当然，这里的假设是我们认为高职教育活动是有效的，并且能够对教育对象产生正面的效应，以实现预期目标的最大化。

4. 高职教育的目标规定了高职教育的内容和教育方法

教育内容和教育方法作为实现教育目标的重要媒介，也是教育目标的具体化和外显化，确定教育目标将在确定教育内容和教育方法方面发挥根本作用。教育内容和方法不能脱离教育目标，而且要在其中得到很好的反映和实现，没有教育目标的规定，教育的内容和方法就会变成无源之水和无本之木。高职教育的目标回答了这样一个问题："我们要训练什么样的教育对象？"而高职教育的内容和方法是回答或解决如何实现教育目标的问题。当然，因为高职教育目标随着社会和个人发展需求的变化呈现出动态变化的特征，所以高职教育的内容和方法也要随着目标的变化而进行动态调整，随着不同时期对大学生创新精神和创新能力提出的新要求而进行相应的充实和优化。但是由于教育内容与方法对教育目标的反映具有一定的周期性和滞后性，总体来说，当前的高职教育内容和方法在实现高职教育的预期目标过程中尚有某些不足，也使得高职教育的效果受到一定影响。综上，在整个高职教育系统中，教育目标居于统领地位，它将系统中的各要素聚合成一个相互影响和制约的动态整体。

二、高职院校教育目标生态的意义

高职院校教育目标生态的确立，决定了教育者的行动取向，引导了受教育者的发展方向，规定了高职院校教育的主要内容的设置和教学方法的选用；同时，也对高职院校教育系统中的其他要素具有较强的统领作用，指明了国家高职教育政策的价值取向，指导着高职院校教育文化环境的营造与创建。

第五节　高等职业教育生态环境系统的环境生态构建

生态和环境是不同的，也是相关的。生态着重于生物与其周围环境的关系，反映出更系统性、整体性、相关性，而环境则强调以人类生存与发展为中心的外在因素，更多地体现为人类社会提供广阔空间、丰富资源和生产生活的必要条件。可见，环境是相对于某种中心事物而存在的，在教育存在发展的环境中，教育作为中心事物与周围条件相互作用、相互影响，有着内在必然的联系机制。高职教育的环境是与高职院校教育生态系统有关的周围事物以及影响师生创业行为的各种社会因素和自然因素的总和，是对高职院校教育的开展及其效果产生影响的内外部环境之间关系及其结构的总和。关注高职教育环境生态因子，构建环境生态是以生态思维为指导推进高职院校教育理论与实践的重要体现。本部分主要从文化环境和组织环境两个方面来构建高职院校教育环境生态。

一、高职教育环境生态的性质功能

高职教育环境是复杂的，不仅是因为其构成因子的复杂多样，还因为环境本身时刻处于动态过程中，有些是可以直观看到的，有些是隐性的，我们只有认识到高职教育环境的不同，才能有效地选择环境、优化环境。根据环境的内容，可以把高职教育环境分为自然环境和社会环境。自然环境是影响高职教育发展的自然条件的综合，优美的校园自然资源可以成为优质的教育资源。高职教育的社会环境就是影响高职教育发展的社会条件的综合，包括国家和地方的创新创业政策、经济发展状况、文化思想传统、心理人际因素等；根据对高职教育发生影响的因素的来源，可把高职教育环境分为外部环境和内部环境。外部环境是高校以外的对高职教育产生影响的因素的综合，如政府参与行为、财政投入力度、社会教育观念、家庭教育理念等。内部环境是高校内部对高职教育质量产生影响的因素综合，如校园的物质环境、文化环境、制度环境、心理环境等；根据对高职教育发生作用的环境因素的存在方式，可把高职教育环境分为显性环境和隐性环境。显性环境是对高职教育发展直接的、可见的影响因素综合，如高职院校教育的条件、资源、组织、管理等。隐性环境是对高职教育产生潜移默化作用的、以潜在的形式存在的因素综合，如高职院校教育氛围、高职教育意识、高职教育心理等。高职教育生态环境是由若干个独立的环境因子以其特定方式构成的，综合上述多种维度的分类，本书认为，无论从内部环境还是外部环境，都可以将其总体分为文化环境、组织环境两大类，每类环境包含若干子环境。

主体与环境的关系是生态学研究的主要关系之一，因为环境本身的复杂性和多元性，所以认清高职教育环境生态的性质是建设优质环境的前提和基础。一是整体性。组成环境生态的各环境因子之间存在着普遍的物质、能量和信息等交换，并表现出整体的结构与功能，组成环境的各因子不是孤立存在和发展的，而是作为整体一部分发展变化着的，在系统中它们总是力求保持协调一致，与环境的总体特征相统一，某一因子的变化会导致其他因子甚至整个环境的改变，具有"牵一发而动全身"的作用。二是复合性。影响高职院校教育的各类环境因子在发挥作用和功能时呈现出多重叠加的形式。从其所在的地理位置来看，高职院校教育受到所处地区自然环境的影响，尤其对于开展生态创业方面产生明显影响；从所在的社会环境来看，高职院校教育的开展成效必然受到经济环境、文化环境、制度环境、组织环境和资源环境等因素的复合影响；从高职教育教师群体的视角来看，其行为活动受到学校制度规范、激励措施、专业文化、人际关系等因素的渗透与影响；从高职教育学生群体的视角来看，其接受程度与效果受学校文化环境、朋辈人际关系、家庭教育环境、师生主体间性等因素的影响。环境的生态发展与营造，形成生态环境，与生态系统中生态主体相对应，对生态主体及其他生态因子产生重要影响。高职院校教育的环境本身是一个复合环境系统，各类环境交互联动、相互融通、多元复合、共同作用。

高职教育环境生态的功能是生态环境对高职教育的作用，当然，环境对高职教育的功能表现为正负两个方向。优化创新创业能力培养的环境就是形成高职教育与其环境的良性循环机制，充分发挥环境的正向功能。一是导向与调整功能。教育环境对教育价值取向具有干预、定向的作用，教育环境对高职教育的导向功能主要是通过政府、法规、制度、舆论等中介实现的。这种导向转化为教育的价值取向，并最终落实到学校的办学指导思想和人才模式、人才规格上。二是激励与发展功能。良好的教育环境可以有效地激励教育工作者的教育教学热情和学生的学习热情，调动他们的自觉性、主动性和创造性。良好的高职教育环境一方面可以表现为推崇创新、尊重创造和鼓励创业的政策导向和舆论导向，它给师生开展和接受高职教育提供信念支持和精神动力；另一方面表现为宽松的学习氛围，良好的人际关系和舒适的学习生活环境，有助于师生对高职教育专心地教或用心地学。三是保障与规范功能。教育环境可以给教育的发展提供充分的资源和条件保障，高职院校教育的有效开展需要教学场地的充足和教学仪器设备的更新，需要高职教育教师队伍数量的增加与专业水平的提升，需要相关法律法规、政策制度的制定与实施、规范与保障，需要高职教育组织机制和体制的健全与运行顺畅等，这些都离不开高职教育环境生态的文化环境、组织环境等要素的参与。

二、高职教育文化环境的多维创设

文化"化人"，事半功倍。高职院校教育文化环境是大学生创业文化的子环境，大学的创业文化应该为学生创业提供一种思维可能。高校在深入推进高职教育的同时，多维度建设高职教育文化环境成为提高高职教育实效和创新型人才培养质量的重要内容。从文化形态的角度看，高职院校教育的文化环境可分为物质文化环境、制度文化环境、行为文化环境和精神文化环境四个子环境。高职院校教育的物质文化环境是学校为大学生高职教育的推广和实施提供场所、设备、资金、人员等物质生活形式的有机整体；高职院校教育制度文化环境是高校在实施、管理、保障和评价高职教育过程中，通过相关制度、法规、文件和政策形成的有机整体；高职院校教育行为文化环境是在高职教育活动、高职教育实践、高职教育竞赛、高职教育研究等过程中师生共同行为构成的有机整体；高职院校教育精神文化环境是高校在长期的教育教学过程中，经过多年的积淀和凝练所形成的一种创新高职教育的特质文化，它是由创业精神、创业意识和创业价值观等精神成果构成的有机整体。在高职院校教育环境生态中，四个子环境是相互独立的，但也是相互影响的。精神文化环境规定和制约着其他三个子环境，而制度文化环境、物质文化环境和行为文化环境是精神文化环境的保障和表现，四个子环境构成了大学生高职教育文化环境有机系统。

1. 营造浸润性的高职教育物质文化环境

高职院校教育物质文化具有无形的精神启迪作用，对大学生创新意识和创新精神的培养有着潜移默化的影响。第一，学校所处的自然环境。即学校所处的地理位置、周边景观、区域环境等。美丽的自然风光能给身在其中的师生带来心灵上的美好体验和精神享受，但是学校要注重文化的开放共享及与区域环境的融合。高职教育的开放性要求高校不是自我的封闭培养，尤其是当前各高校纷纷新建新校区的时候，应该对学校的地理位置及周边的自然环境进行科学规划与统筹布局，充分利用现有的环境优势，实现校内外的开放协同，实现文化共育。第二，校内文化景观的创设。高校应注重校内各种建设和人文景观设计的文化个性，既要体现大学的文化底蕴与精神标识，也要充分融入创新与创造元素，以激发大学生创新创业的勇气和热情。学校可以通过校训石、宣传栏、雕塑、文化长廊、宣传海报等媒介，宣传创业、鼓励创业、引导创业，将"敬业、守信、诚实、合作、责任"确立为校园创业主流文化。第三，加强学校相关设施建设。高校应充分发挥"两馆一中心"，即图书馆和展览馆的辅助功能以及大学生创新高职教育和实训中心的指导、咨询、模拟训练和实践体验的功能。高校可利用校园网、校园广播电视、校园期刊报纸等加强对高职教育的知识的宣讲和舆论营造。同时，有条件的高校可以将本校创业成功或者有创业价值的人与事汇编成册或制作展板，通过资料或实物展示和宣传创业历程，丰富创业文化的物质载体。

2. 建设鼓励性的高职教育制度文化环境

高校创业制度文化是指导和规范学生、教师和管理人员创业活动的各种规章制度的总和，其中包括高校为促进大学生高职教育改革和发展而制定的一系列规定和制度，还包含了促进大学生高职教育、引导和鼓励大学生创业实践的社会和国家制度的相关内容。高职院校教育的制度文化不仅要构建高职教育的秩序价值和标准价值，也是激发创业潜力、提高创业意识、促进创业实践的重要内容。第一，高校应按照建立现代大学制度的要求，把培养创新创业人才纳入人才培养的总体目标，在教学组织、创业实践、师资建设、高职教育成效评估与质量控制等方面引进和完善相应的制度，健全有效的高职教育机制。学校的管理制度既包括教学管理、学生管理，也包括师资管理和质量管理，如完善创新学分认定与奖励办法、改革大学生学籍管理规定、允许实施弹性学制和休学创业等细则、实施导师制或创业导师制等。第二，积极的激励制度。制度文化除了要对大学生的创业价值和创业行为进行引导和规范外，更重要的是调动和激发广大师生的创业激情。高校可建立创业奖学金、创业扶持基金、创业无息贷款等激励机制，完善大学生创业支持，如创业场所、项目孵化、成果转化等制度，促使学生的创业行为由自发走向自觉。同时，高校要注重对教师创新创业意识的培养与激励，改革和优化现有的教师评价与科研考核制度，整合各种资源，积极搭建产学研合作平台，积极引导和鼓励科研人员将成果转化为生产力，促进各类教学科研人员投身高职教育，增强创业能力。第三，完善的协同制度。高职院校教育的理论与实践、应用与推广离不开政府、企业、社会组织协同与合作。高校应与高职教育各利益主体组建区域高职教育联盟，搭建网络平台，促进创业者、高校和企业知识的共享和信息的交流。在协同制度中，各参与主体目标明确、责任清晰、各司其职、各尽其能，为大学生高职教育的学习与实践提供广泛的平台支持、宽松的创业制度环境，有效增强大学生对创业活动的心理接受与心理预期。

3. 组织引导性的高职教育行为文化环境

高职教育的行为文化主要是以师生参与的丰富的各种类型创业主题活动为主，它在深化创业文化积累、强化创业文化氛围、丰富创业文化内容等方面具有重要作用。第一，开展丰富多样的创业活动。高校要在校园文化活动中渗透高职教育内容，积极组织大学生开展一系列有特色的创业文化活动，如邀请国内外专业、商业成功人士举办创业讲座、创业沙龙、创业故事会等，也可以举办创业文化节、创业计划大赛、"互联网+"比赛以及创业精英事迹报告等。同时，各专业可以根据自身特点，开展与高职教育相关的专业竞赛，如专业技能竞赛、商务洽谈竞赛、广告策划竞赛等，促进高职教育第一课堂与第二课堂的衔接和融合。高职教育初期基础比较好的高校，可以创建创业文化品牌，设计高职教育标志，作曲高职教育歌曲，通过各种形式增强大学生对创业文化的认同感。第二，加强创业学生社团组织建设。高校创业社团是学生交流创业信息、分享创业经验、运用和转化专业知识和创业知识的平台，也是大学生培养创业意识和技能培训的有效载体。学生在参与社团开展的创业实践活动中学习新知识，拓宽视野和思路，提高综合素质，逐步增强创业实践能力。高校可以成立创业学生协会，如大学生创意协会、创业俱乐部等，兴趣相近的学生可以互相学习，相互启发合作，开展创业文化活动。同时，高校可以对法律咨询服务中心、勤工助学服务中心等传统的学生组织进行改造转型，增加高职教育板块与内容。第三，鼓励和支持大学生创业实践活动。高校要充分利用各种资源，建设高校科技园、高校创业园、创业孵化器和微型企业创业基地，为学生提供场所和条件的支持。另外，学校可以利用教学实践基地、科研基地等资源，开展参观、与企业面对面、模拟创业等创业实践活动，使大学生了解经营理念、经营规范，并体验公司的企业文化和真正的企业精神。同时，学生可以在创业导师的指导下建立模拟公司，在高度仿真的环境中，提出与实际创业环境中所遇到的类似的问题，使学生能够独立探索和学习，这将极大地激发学生创业的热情。

4. 培育激发性的高职教育精神文化环境

校园精神是学校的灵魂和本质，是学校在漫长的历史中逐渐形成的，是一种普通的价值取向和普遍的心理追求，它是一种精神力量，激励着学校的全体师生积极为自己的美好目标而奋斗，它体现了每个教师和学生的思维方式、行为方式和生活方式。精神文化是一种深刻的观念文化，它是在某种价值目标的支配下形成的对客观事物的看法、想法和观念体系，在个人成长中起着决定性的作用。高职院校教育精神文化是高职教育文化建设的核心内容，是高职教育文化的最高层次，它主要包括在长期高职教育过程中形成的、为全体师生所认同的价值观思想。第一，创新精神。创新精神不仅提倡独立思考，还要提倡团结合作、相互交流，具有创新精神的学生具有质疑精神，追求新颖、与众不同，善于打破常规，改革现状，探索和尝试新方式、新规律。培养创新精神就是要激励大学生突破传统框架，将感性的创业激情根植于理性的批判态度中。第二，冒险精神。在艰苦的创业路上，充满着艰辛与变化，有很多不确定因素，这些因素往往是付出了时间、经历和资金等要素却不一定会得到回报。冒险精神是创业和经营过程中不可缺少的品质，当然这里的冒险不是无知的冲动与鲁莽，而是在理智判断和长期实践基础上逐步升华的科学冒险精神，是在自信的前提下果敢超越，大胆决策，不断追求新的目标。第三，合作精神。社会化生产要求大部分工作必须通过大量的合作来完成，个人奋斗所取得成功的时代已经基本过去。合作与竞争并存，在竞争的基础上合作，在合作的基础上竞争，这个时代的特点越来越明显。我们要树立竞争意识，把竞争建设成为有序的状态和友好合作的氛围。大学生在创业过程中需要与政府、企业、社会组织等开展多方合作，高校应通过开设团队合作、组织与管理等课程和实践活动，培育学生的合作意识。第四，敬业精神。敬业精神是一种基于对一件事或一种职业的热爱的奉献精神，是社会对人们工作态度的道德要求，是一种在专业活动中的归属感和事业心，追求崇高事业理想的核心是无私的奉献精神。敬业的人具有坚定的理想信念和追求卓越的意志精神，能够克服在创业过程中遇到的各种障碍与挫折，锲而不舍、坚持到底，最终获得创业的成功。

三、高职教育组织环境的多元建构

组织环境是指所有潜在的影响组织运行和组织绩效的因素或力量，它调节着组织结构设计与组织绩效的关系，影响组织的有效性，对组织的生存和发展起着决定性的作用，是组织管理活动的内在与外在的客观条件。我国高职院校教育组织经历了多年的演进，在组织形态、组织机制、组织模式等方面表现出不同特征，高职教育组织环境的建构应该注重培育"内合外联"的组织机制，探索"特色多样"的组织模式，健全"递进聚焦"的组织体系。

1. 高职教育组织环境的多维分析

（1）高职教育组织形态呈现趋同性

组织形态是由纵向层次关系及其沟通关系、横向分工和沟通关系所形成的无形而相对稳定的组织结构，它反映组织成员之间分工协作关系，体现了一种分工和协作框架。高职教育组织形态是高职教育的组织形式、存在状态和运行机制。从当前高职院校教育的组织形态来看，主要呈现出模仿性同形和低水平同形特征。模仿性同形是当组织目标不清晰或未形成统一目标的时候，组织往往会倾向于模仿那些在实际运作过程中看上去比较成功的组织。由于我国的高职院校教育尚处于起步发展阶段，高职教育的目标、资源、组织、师资、课程与评价等方面存在很大的不确定性，高校尚未探寻到适合自身办学定位、办学特色、专业结构、办学实际的组织模式，为"省时省力"，很多高校都倾向于模仿在高职教育组织方面已经获得较大成功或得到广泛认可的组织。低水平同形主要体现在高职院校教育的专业化水平较低，高职教育的研究内容、研究范式等尚处于初级阶段。虽然，教育部成立了"高职院校教育教学指导委员会"和"中国大学创新高职教育联盟"等组织，但仍处于制定标准、设置评价等初级阶段。由于缺乏规范和专业标准，高职教育组织出现低水平的同形。

（2）高职教育组织机制呈现多样性

组织机制是高校内外部与高职教育相关各利益主体或职能部门的设置和调整的功能体系，它作为高职教育管理系统运行机制的要素，主要功能是根据一定的原则，采用适当的形式，从组织上划分和确定各利益主体和相关职能部门的职责、任务，协调它们的行为，完善的高职教育组织机制是调动和开发校内外高职教育人力物力的重要手段。从高校外部来看,高职教育的发展涉及政府、企业、家长等多个利益相关者,政府对大学生创业的投资和政策支持,企业对大学高职教育的参与,家庭对子女创业的鼓励和支持等都影响着高职院校教育组织机制的选择与组织环境的创造。政府主导下的高职教育组织机制更侧重于行政推动,企业主导下的高职教育更侧重于产业革命,家庭主导下的高职教育更侧重于财富延续。从高校内部来看,高职教育主导部门的不同,其产生的效果也大为不同。教务部门主导的高职教育侧重于创业课程的设置,就业指导部门主导的高职教育侧重于以创业带动就业,创业学院主导的高职教育侧重于创业学的学科建设,以各学院为主导的高职教育侧重于创业平台的建设,以创业训练中心为主导的高职教育侧重于"大创项目"的建设,以团委主导的高职教育侧重于创业活动与竞赛的开展。随着高职教育的深入开展,各类高职教育组织机制在实际运行中均存在这样或者那样的不足或缺陷,这也使得高校开始更加理性地构建高职教育组织机制。

(3) 高职教育组织模式呈现差异性

组织模式是高校为提高高职教育工作效率及实施效果而选择的不同组织形式,对高职教育内涵的不同认识,决定了高职教育组织模式的差异。当前,对于高职教育的内涵还没有在全体高职教育参与者中形成共识,很多时候也将高职教育与创新教育、创造教育、创客教育、创意教育等混合在一起,尤其是经常将创新与高职教育放在一起,即使在国务院出台的文件中也将高校的创新高职教育放在一起,并且在整个文件中也没有将两者区别开来。虽然,创新教育与高职教育彼此融合,互为依存,但是在人才培养的侧重上各有不同。创新教育是对当前教育培养人的功能的重新定位,是以培养人的创新意识、创新精神、创新能力和创新人格为目标的教育。高职教育,广义上是开拓个人的发展,日益注重个体的主动性、冒险、创业和独立工作技能,以及技术、社会和管理技能。狭义上是以创办企业为目标,以创新或模仿为基础。正是不同高校对创新教育和高职教育的认识不同,导致高职教育组织模式的差异。以创新教育为核心的高校,注重将创新精神融入现有的专业教育,注重培养大学生的创新精神和创业精神,多采用协调型组织模式。以高职教育为重点的高校更加注重创业成果的产出、应用和转化以及创业实体的建立,多采用实体型组织模式。

2. 高职教育组织环境的构建策略

（1）培育"内合外联"的组织机制

当前，高职院校教育改革已成为推动高校教育教学改革的一个突破口，通过高职教育改革倒逼传统教学的改革和人才培养目标的转型。这样的全面改革仅靠教务部门或者创业学院的"单打独斗"或局部改良是远远不够的，高校应围绕创新型人才培养目标，培育"内和外联"的高职教育组织机制。即高校内部要"通力合作"，从高职教育改革的整体出发，从人才培养的全过程出发围绕高职教育进行一系列的改革，打通部门壁垒，形成教务、科研、人事、学工、团委、创业中心等多部门有效支撑、分工协作的机制，在高职教育课程、师资、实践、项目、文化等方面形成全员参与的协同合力。高校外部要"广泛联系"，积极推动高校组织机制建设符合国家高职教育政策和评价标准的实际要求，加强高校与社会、企业、地区、产业的合作与共建，为高职教育的发展争取更多的社会资源，建立有效的高职教育组织协作机制。

（2）探索"特色多样"的组织模式

鉴于不同高校的办学发展定位，各高校应站在长远规划的发展视角，明确自身办学特色，探索多样化高职教育组织模式。从目前来看，我国高校大致可以分为创业型高校、研究型高校、应用型高校等不同的办学类型。不同的发展方向决定了开展高职教育的功能与职责的不同、目标与方向的不同、定位与模式的不同。创业型高校的高职教育成为全校的中心工作，围绕"开拓性"创业型人才培养，其组织模式的安排更强调组织柔性的实现，具体体现为目标任务的需求导向以及面向任务的整合式的知识生产方式，其内部资源配置更加重视知识生产效率的提升；研究型高校的高职教育组织模式应着眼于高端创新型人才的培养和高水平科研创新能力的提升，着力通过学术机构改革，构建跨学科、跨专业、跨专业的创新人才培养平台，突出学生创造潜能的激发，推进学科前沿性研究新成果；应用型高校的高职院校教育组织模式应着眼满足和适应经济与社会发展需要的新技术、新技能和新技工，更加侧重培养具有较强社会适应能力和竞争能力的应用型人才，突出学生实践能力的培养和创业技能的培训，实现以创业带动就业。高校应根据自身发展实际构建"特色多样"的组织运行模式。

（3）健全"递进聚焦"的组织体系

在构建高职教育组织体系的过程中，既要尊重创新创业规律，也要尊重教育的基本规律。创新是创业的前提和基础，创意是创新的种子和起点，创客是创新的实践和体验。因此，在组织体系建设中，高校要遵循"创意—创新—创客—创业"的规律培养创新创业型人才。在高等教育运行机制中，要对高职教育的课程设置、实践、研究和培训进行协调，逐步改变当前运行过程中的条块分割和重复现象。同时，应注意通过各环节之间的有效衔接，改变目前高职教育的实施过程中，我们更多把重点放在创业竞赛、创业规划项目、创业产品的研发等显性度或表现度较高的环节，忽视高职教育与专业教育、课程教学、考试改革、教学研究和实践教学的深度融合。高职院校教育要建立完整的"课程渗透—项目支持—活动培训—平台推进—研究促进"的"递进聚焦"型组织实施体系。

第三章 新时代高职院校教育 生态环境系统及其组分

　　教育生态学以学校生态系统为研究对象，是研究学校生态系统的内部组分以及相互关系和学校生态系统与外部环境之间关系的学科。高职院校作为高等教育机构，具有学校生态系统的共有性结构和特征，高职院校教育生态环境系统的内部组分，包括人群组分、物质环境、人文环境等，这些组分的种类、量比关系及其组配或联系方式，构成了高职院校教育生态环境系统，并协同表现出高职院校教育生态环境系统的功能。

第一节　新时代高职院校教育生态环境系统概述

一、高职院校教育生态环境系统的基本概念

　　高职院校教育生态环境系统既是一个自然地域系统，同时也是一个社会经济范畴。作为自然地域系统，高职院校教育生态环境系统的边界是以学校的土地使用证为依据的，在这个边界范围内的学校构成要素是高职院校教育生态环境系统的组成成分；作为社会经济范畴，高职院校是有计划、有组织地进行系统高职教育的组织机构，这类机构通过特定的人际关系形成了高职院校人群的边界（通过学籍界定学生的身份，通过劳动关系界定教职工的身份），同时通过所有权和使用权形成财产拥有边界。因此，高职院校教育生态环境系统可以定义为：高职院校地域范围和社会经济范畴内的各种泛生态元，通过相互依赖、相互制约、相互联系、相互作用而构成的服务于人才培养、经济社会发展

的广义生态系统。也可以说，高职院校教育生态环境系统是某一自然地域范围内，由特定人群、物质环境和人文环境共同构成，具有特定结构，服务于高职教育的社会经济实体组织。

二、高职院校教育生态环境系统的一般特征

（一）高职院校教育生态环境系统的开放性

高职院校教育生态环境系统是一个典型的开放系统，高职院校内部人群和外部人群流动频繁，同时存在着大量的物质、能量、信息、资源的输入和输出；从办学过程来看，高职院校教育具有特定的时序性，也就是"年级"的概念。学生在高职院校教育生态环境系统完成全学程的学业任务以后毕业，进入更高层次的学校深造或进入社会成为劳动者，因此，高职院校教育生态环境系统每年都必须招收新生和向社会输送毕业生，这个就是高职院校教育生态环境系统最典型的开放性特征。

（二）高职院校教育生态环境系统的整体性

作为一个社会组织或独立法人，高职院校是一种服务社会经济系统的组织机构，其整体性充分表现在组织目标和组织行为等的独立性和可测量性上，同时也表现为组织存在的社会价值，高职院校是培养高技术高技能型人才的专门机构，其工作是以"为国家和社会培养高素质人才"为宗旨，为了实现这一组织目标所采取的所有组织行为都以此为中心，整体协同运作，从而保证人才培养的数量和质量。

（1）高职院校教育生态环境系统的公益性

教育属于公益事业，公益性的典型特征是对社会和公众负责，体现组织的社会价值和存在意义。高职院校教育生态环境系统实际上是现代经济社会的一种公共产品，通过向社会提供公共服务，实现其教育生态环境系统的公益性。在现代经济社会体系中，公共产品是私人产品的反向概念，是指具有消费或使用上的非竞争性和受益上的非排他性的产品。公共产品具有两大基本特征：一是非竞争性。一部分人对某一产品的消费不会影响另一些人对该产品的消费，一些人从这个产品中受益不影响其他人从这一产品中受益，受益对象之间不存在利益冲突。二是非排他性，是指产品在消费过程中所产生的利益不能为某个人或某些人所专有，不让他人享受这一产品的利益是不可能的。

（2）高职院校教育生态环境系统的时代性

教育服务于经济社会，必然体现与时代特征相适应的经济社会要求。在封建社会时期，无论是官学还是私塾，都体现着为封建统治者服务的基本价值取向。在现阶段，世界各国的学校教育体系，都必须围绕经济建设和社会发展，培养更多高素质人才。高职院校教育生态环境系统的时代性，既体现在培养目标和人才培养的价值取向上，同时也表现在教育教学体系和教学内容等方方面面。

（3）高职院校教育生态环境系统的政治性

教育必须体现"为谁培养人"的政治需求。教育方针是教育工作宏观指导思想，是总的教育方向，我国现行的教育法规定的教育方针是：教育必须为社会主义现代化建设服务，必须与生产劳动相结合，培养德、智、体、美、劳等全面发展的社会主义事业的建设者和接班人，明确了高职院校教育生态环境系统的政治性。

（4）高职院校教育生态环境系统的前瞻性

教育要面向现代化、面向世界、面向未来。"三个面向"的教育思想要求各级各类学校既要与时俱进、科学发展，同时要以前瞻性眼光来合理定位自身，办中国特色的国际化教育，不故步自封。高职院校也同样要根据实际情况合理定位，超前谋划。

第二节　新时代高职院校教育生态环境系统的人群组分

高职院校教育生态环境系统的人群组分，包括学院基本人群和学院流动人群。学院基本人群包括学生群体、专任教师、教辅人员、行政人员、工勤人员等，学院流动人群则是指临时进出学院的人员，包括家长、临时来访者、上级检查指导人员、商务人员等。学院基本人群是高职院校教育生态环境系统的调节者或控制者，同时也是高职院校教育生态环境系统的调节和控制对象。

一、学生群体

（一）学生群体与办学规模

高职院校学生简称"高职学生"，是高职院校教育生态环境系统的实际就读者，通常是以学籍来鉴定其身份特征的。具有高职院校学籍的学生人数，是高职院校教育生态环境系统的全体学生人数，又称为在校学生数，这一指标体现了高职院校的办学规模。

（二）学籍与学生特点

学籍是指一个学生属于某学校的一种法律上的身份或者资格。正如公民要有国籍、党员要有党籍一样，高职学生也必须要有高职院校的学籍。一旦学生按规定获得了某高职院校的学籍，就享有使用某学院提供的教育教学资源，参加学院教育教学计划安排的各项活动，完成高职学院规定学业后获得相应学历证书的权利；同时也要履行遵守该学院管理制度，按规定缴纳学费及相关费用，刻苦学习，遵守学生行为规范的义务。

21世纪以来，高等教育走向大众化，越来越多的学生得到接受高等教育的机会，而高职院校学生作为高考招生的最后一批次，普遍存在理论基础薄弱、自律能力差、学习主动性不强的特点，与本科学生存在一定的差距。高职学生选择高职教育大部分是为学一技之长，希望成为集理论与实践能力于一身的生产、管理、服务一线的高技能型人才。这些学生有以下特点：

1. 文化基础薄弱

近年来，由于我国高等教育和高中教育招生规模逐年扩大，高职院校的招生竞争愈加激烈，随之而来的是高职院校生源质量参差不齐和逐年下降，而高中教育招生规模扩大带来的是文化基础知识水平偏低的学生比例增加。二者叠加，新一代高职学生文化基础知识水平总体偏低的问题更加突出，这在实际教学中也有所体现。这些高职学生由于初高中阶段缺乏积极自主的学习意识，没有养成良好的学习习惯，对文化基础知识缺乏系统性学习，文化基础学科中相关知识掌握不足，严重影响了他们对专业理论基础知识和专业技能的学习效果。

2. 认知能力不足

认知能力是指大脑加工、储存和提取信息的能力。由于高职学生文化基础薄弱，平时知识积累不足，在获取、储存和加工信息方面表现出发展不平衡或某种能力欠缺的特点。任何一种认知能力的不足都可以引起学生学习出现困难或偏差，许多高职学生对社会发展需求和自身需求认知不够，认为学历决定了自己的将来，在高职院校读书期间只需学点技能、混个毕业证即可，学习态度消极，效果不理想，更忽视了职业素养和价值取向对自己职业生涯的巨大影响。

3. 以自我为中心

由于计划生育等政策的影响，他们多是独生子女，出生在物质条件充沛的环境中，衣食无忧，并且还有不少是"6+1"的家庭背景。也就是说，他们大多是被"争着宠、捧着爱"长大的，很容易形成所谓的"6+1"综合征，以自我为中心的性格特点在这一代高职学生身上尤为突出。

4. 自律能力较差

新一代高职学生大多来自独生子女家庭，高中阶段许多学生处于与家庭相对独立的学习和生活空间，然而他们表现出的却不是独立而是独尊，明显缺乏基础文明修养。加上社会环境、自身功利思想以及相关教育的缺失等综合因素影响，这部分本就任性和懒惰的学生变得更加以自我为中心，平时懒散，自律意识薄弱，自律能力较差。在学校表现为迟到、旷课，不独立完成作业，无视校规校纪，没有养成一个良好的行为习惯。

5. 攀比心和嫉妒心重

现代社会过度发展的功利主义、物质主义和消费主义等，不断刺激着人们的欲望神经，这一点使高职学生不可避免地受到了影响，特别是在心智还不成熟的情况下，各种网络平台分享机制的持续刺激，导致高职学生的攀比心和嫉妒心重。

6. 不喜欢"头衔"

以前的学生，如果你告诉他某位老师担任了领导、被选为××人才、被评为××大师，学生就会对其充满尊敬和崇拜，也就是说，老师通过头衔就会赢得学生的尊重。但现在不这样了，现在的学生不像老一辈学生，他们不在意所谓的"头衔"，老师通过头衔并不会赢得学生的尊重，他们更相信自己的亲眼所见和亲身体会。

7. 心理承受能力差

这一代高职学生是在众星捧月中成长起来的一代，受过的挫折并不多，特别是现在的教育环境导致老师对出现问题的学生不敢管、不能管、不想管，因此他们普遍心理承受能力差。他们的生活中充满了掌声及鲜花，缺少泪水和落寞，一旦经受了挫折，就如同掉入万丈深渊。近几年，经常出现学生因为被批评、作弊被抓、手机被没收、同学关系不好而造成严重后果的案例，从现实层面反映了现在学生的心理承受能力差这一现状。

8. 不喜欢教条与过多的教学内容

现在的高职学生出生在网络资讯最发达的时代，各种新观念不停地冲击着他们，各种基础知识在互联网上也是唾手可得。在这样的时代背景下，他们非常不喜欢教条主义，也不喜欢通篇的内容传授，特别是"00后"的高职学生，是不适合传统的教学方法和手段的，填鸭式的教学和说教式的教学对这些学生是无效的；而过多的教学内容对他们来说就是负担，甚至会造成学习兴趣的严重下降，他们更喜欢自己动手，希望能在学习过程中有更多的可操作性。

9. 喜欢数字化社交

这一代高职学生诞生于移动网络健全发展的数字时代，已经成为互联网时代的"网络原住民"。他们从孩童时期就开始接触网络，不喜欢面对面的社交，更喜欢数字化的社交方式，习惯通过网络游戏、网络社区、网络视频、网络分享等方式来进行社交活动。

10. 思想活跃，勇于接受新事物

相比于同龄的普通高校的大学生，新一代高职学生的思想现状是复杂的，他们更加社会化，更加"接地气"，更加注重自我张扬，对于公共事件的参与度较高，参与意识强烈。此外，新一代高职学生乐于也勇于接受新事物，热衷追求公平，具有思想相对活跃、敢于创新、个性独立等优点。部分学生对专业实践技能的接受度较高，动手能力较强，他们参与技能学习和实习实践的机会更多，更易适应以职业为导向的学习模式。

二、专任教师

专任教师指具有教师资格，专门从事教学工作的专业技术人员。《中华人民共和国教师法》规定，国家实行教师资格制度，中国公民凡遵守宪法和法律，热爱教育事业，具有良好的思想品德，具备本法规定的学历或者经国家教师资格考试合格，有教育教学能力，经认定合格的，可以取得教师资格。

（一）思想素质和人格品德要求

培养人才是一项非常重要的特殊任务，教师不仅要给学生传授知识和技能，还要促进学生的全面发展。在思想素质方面，教师应该坚持四项基本原则，坚持以习近平新时代中国特色社会主义思想为指导，拥护中国共产党的领导，贯彻党的教育方针，具有正确的政治信仰，具有较高的政治敏锐性和较强的政治纪律性。在人格品德方面，教师在其教育行为中要具有榜样意识、楷模意识，无论是作风、学风、生活态度，还是言行仪表、礼仪规范，都要能起到表率作用。

教师是人类灵魂的工程师，是人类文明的传承者。长期以来，广大教师贯彻党的教育方针，教书育人，呕心沥血，默默奉献，为国家发展和民族振兴做出了重大贡献。新时代对广大教师落实立德树人根本任务提出新的更高要求，为进一步增强教师的责任感、使命感、荣誉感，规范职业行为，明确师德底线，引导广大教师努力成为有理想信念、有道德情操、有扎实学识、有仁爱之心的好老师，着力培养德智体美劳全面发展的社会主义建设者和接班人，教育部于 2018 年发布了《新时代高校教师职业行为十项准则》，制定了以下准则：

一要坚定政治方向。坚持以习近平新时代中国特色社会主义思想为指导，拥护中国共产党的领导，贯彻党的教育方针；不得在教育教学活动中及其他场合有损害党中央权威、违背党的路线方针政策的言行。

二要自觉爱国守法。忠于祖国，忠于人民，恪守宪法原则，遵守法律法规，依法履行教师职责；不得损害国家利益、社会公共利益，或违背社会公序良俗。

三要传播优秀文化。带头践行社会主义核心价值观，弘扬真善美，传递正能量；不得通过课堂、论坛、讲座、信息网络及其他渠道发表、转发错误观点，或编造散布虚假信息、不良信息。

四要潜心教书育人。落实立德树人根本任务，遵循教育规律和学生成长规律，因材施教，教学相长；不得违反教学纪律，敷衍教学，或擅自从事影响教育教学本职工作的兼职兼薪行为。

五要关心爱护学生。严慈相济，诲人不倦，真心关爱学生，严格要求学生，做学生良师益友；不得要求学生从事与教学、科研、社会服务无关的事宜。

六要坚持言行雅正。为人师表，以身作则，举止文明，作风正派，自重自爱；不得与学生发生任何不正当关系，严禁任何形式的猥亵、性骚扰行为。

七要遵守学术规范。严谨治学，力戒浮躁，潜心问道，勇于探索，坚守学术良知，反对学术不端；不得抄袭剽窃、篡改侵吞他人学术成果，或滥用学术资源和学术影响。

八要秉持公平诚信。坚持原则，处事公道，光明磊落，为人正直；不得在招生、考试、推优、保研、就业及绩效考核、岗位聘用、职称评聘、评优评奖等工作中徇私舞弊、弄虚作假。

九要坚守廉洁自律。严于律己，清廉从教；不得索要、收受学生及家长财物，不得参加由学生及家长付费的宴请、旅游、娱乐休闲等活动，或利用家长资源谋取私利。

十要积极奉献社会。履行社会责任，贡献聪明才智，树立正确义利观；不得假公济私，擅自利用学校名义或校名、校徽、专利、场所等资源谋取个人利益。

（二）高职院校教师文化素质要求

高职院校教师除应具有所任教课程所涉足领域的过硬的专业知识和实践技能以外，在文化素质方面也应具有较高的水平。具体体现在：一是广博的文化基础知识，也就是扎实的文化功底。二是良好的语言表达能力。教师主要是靠口头表达来传授知识，作为信息载体的语言是社会约定俗成的符号系统，无论是信息的发出者，还是信息的接收者，都只有在准确感知语言的基础上正确理解语义，才能清楚地表达自己的思想情感，进行有效的沟通。所以，全国通用的普通话是教师的职业语言，每位教师都必须达到一定的标准。三是多样化的兴趣爱好。优秀的教师应具备多种才能，才能在课堂吸引学生，让学生信服。

（三）高职院校教师心理要求

高职院校教师应具有既能让自己也能让别人（特别是学生）充分享受人类文明和人间幸福的一系列良好的心理素质，善于自我心理调节，保持自身心理平衡。尤其是要做到：

（1）认知敏锐深邃。教师要教好学生，自己必须具备良好的认知素质，要有较高智商情商。例如，观察具有敏锐性和准确性，想象力具有丰富性和新颖性，记忆具有迅速性和持久性，思维具有深刻性、批判性和创造性。既不盲目自信，也不无端怀疑，善于理性分析，能辨是非美丑、真假善恶。

（2）自我意识健全。自我意识是对自己的存在和身心活动的觉察，即自己认识自己的一切，包括认识自己的生理状况、心理特点、自己与他人的关系，以及由此而产生的对自己的情感和言行的控制。良好的自我意识是当好一名教师的必要条件，具体体现在自知、自尊、自信、自律四方面。

（3）情绪积极乐观。有丰富而健康的情绪，乐于与人分享，拥有积极向上的情绪，友爱、信任、尊重身边的人；对工作充满热情，对未来抱有乐观的心态。善于排除各种有损身心健康、有损人际交往的消极情绪，有很好的情绪控制能力，善于苦中作乐。

（4）性格豁达开朗。性格是指表现在对现实的稳定态度和习惯化的行为方式方面的心理特征，包含的内容十分丰富。豁达开朗是健全性格的一种标志，表现为胸怀开阔、宽宏大量、真诚坦然，能换位思考，乐于接受别人意见，能容人之错，能大事化小，小事化无。

（5）意志坚韧不拔。教师的行为要有很强的自觉性、果断性，当行则行，当止则止，不能优柔寡断、轻率鲁莽，对复杂、困难的事情能坚持不懈，绝不半途而废。

（6）时间观念强。随着科技迅猛发展，竞争日益激烈，生活节奏加快，人们对时间观念、办事效率的要求越来越高，教师作为学生的表率，自然更应该在任何事情上都不马虎，做事应追求时效性。

（四）高职院校教师教育素质要求

高职院校以培养技术型人才为主要目标，即培养出一批既有知识又有一定专业技术和技能的人才，其知识的讲授是以能用为度，以实用为本。因此高职院校对教师素质有着特殊的要求。

（1）教师要有现代化教育观念。教育观念的现代化是教育现代化的灵魂，只有教育观念转变了，才有制度的转变和内容方法的改革。高职教师要有以人为本的教育观念，教育过程中要以学生为中心，体现人文关怀，将素质教育融入专业教育，促进学生的全面发展；满足学生个性化发展需要，采取开放的、灵活多样的学习方式、方法，使每个学生的潜能都能得到发挥。高职教师要有创新观念，积极探索教学新方法、新内容、新手段；要在专业教育的过程中培养学生的创新精神，使学生成长为具有创新意识和能力的技术技能人才。高职教师要有终身学习的教育观念，要不断学习新知识、新技能，提升教学水平，成为卓越教师；要注重培养学生的自我学习能力，促进学生的可持续发展。

（2）教师要有较强的实践能力。这是高职教师的基本职业素质和要求，高职教师要能够解决相关行业、企业生产的实际问题，具有较强的实践教学能力和研发能力。高职院校人才培养目标是培养高素质技术技能人才，为实现这一目标，要求教师首先应当是高素质的技术技能人才；产教融合、校企合作的前提是企业也需要从中获得利益，这就要求高职院校的教师具有为企业提供技术服务的能力。但是，体制机制、主客观等各方面原因造成了目前我国高职院校教师的实践能力总体较弱，难以满足职业教育现代化的需要的问题。高职院校的教师要有主动提高自身实践能力的意识，自觉接受实践能力提升的培训，要加强应用技术研究，努力提高科技创新能力，增强技术服务能力。

（3）教师要有广博的知识。21 世纪的教师是一种多重身份混合的职业，高职教师需要承担教学、科研、社会服务和文化传承等多方面工作。一方面，教师要在学校教授学生专业知识，也要指导学生做好就业、人生规划；另一方面，教师还要到企业对工人进行培训、技术指导，到社区参加各类文化活动，这对教师的知识素养提出了更高要求。高职教师要加强对习近平新时代中国特色社会主义思想的学习，以把握正确的教育方向，引导学生健康成长；加强专业知识的学习，关注学科动态，掌握前沿知识；加强现代职教理论的学习，提高对职业教育现代化的认识，走在职业教育现代化的前列；加强对教育学、心理学、创新创业、中国传统文化等方面知识的学习，充实和完善知识结构体系，形成广阔的研究视野和扎实的理论功底，提升自身的整体素质。

（4）教师要有运用现代信息技术的能力。信息技术现代化是教育现代化的重要组成部分，是运用现代信息技术改革传统教学模式促进教育变革的过程，需要教师掌握现代信息技术。高职教师要充分认识到信息技术对于改变教学与学习方式的重要意义，顺应移动互联网、大数据、人工智能和虚拟及增强现实技术等迅猛发展的时代潮流，适应教育和学习环境的变革，主动接受信息技术培训，将信息技术广泛运用于教学。信息技术的使用能够为教师的教学活动提供有力的支撑，但是，任何先进的信息技术都无法取代教师，过度使用信息技术，将会使教师成为"放映员"，教室成为"影院"，学生成为"观众"。同时，教师也要指导学生正确使用信息技术、收集分析信息，解决学习问题，与学生成为学习共同体、成为学习的伙伴。

新时代中国特色高职院校教师要不断加强学习，掌握新时代高职教师从教本领。只有这样，高职院校才能够培养出满足我国现代化发展需要的高素质技术技能型人才。

三、其他人群

（一）行政人员

高职院校教育生态环境系统中的行政人员是指专职管理人员，包括学院的领导和相关职能部门的非教师岗位的管理人员和专业技术人员。院领导是学院管理的决策层。

专职管理人员主要是指学院职能部门非教师岗位的管理人员，学院的党群、行政、后勤保障等工作需要专职管理人员来承担相关工作，他们为了保障教育教学活动的顺利开展和人才培养高质量发展提供基础性服务，是学院教育生态环境系统的依托之一。同时专职管理人员中也有很多岗位需要具备较强的专业技术水平，比如财务、人事、档案等，这使得高职院校教育生态环境系统的管理更加复杂化，也具有了更高的社会需求和人才要求。

（二）教辅人员

教辅人员指的是高职院校教育生态环境系统的教育教学工作中的辅助性专业技术人员，一般而言，教辅人员主要是指学院图书馆和实训场所的专业技术人员。这部分人员属于非教师系列专业技术人员，但是从事的是教学和专业技术工作，是高职学院教学工作的重要辅助人员。

（三）工勤人员

工勤人员是高职院校教育生态环境系统中相对来说文化层次较低、从事的工作属于体力劳动范畴的工作人员，比如说安全保卫、后勤管理、园林绿化等等工作，必须要有专职人员来承担，他们从事的是相对简单的劳动，但他们的工作的好坏直接影响着学院是否能正常运转，绝对不容小觑。

（四）学院内的流动人群

高职院校作为大学，校园相对开放，学院内流动的人群是丰富多样的，而且具有不同的流动动机或目的，比如学生家长、上级行政部门和相关业务部门人员、其他院校人员等等形成了学院常态化的流动人群。与此同时，还存在临时性流动的人群，也需要我们去关注，他们对学生的安全存在着潜在的风险，但是对高职院校内教育教学影响相对较小。

第三节　新时代高职院校教育生态环境系统的环境组分

高职院校教育生态环境系统的环境组分包括物质环境和人文环境。

一、物质环境

高职院校教育生态环境系统的物质环境，是指校园内无声的硬件资源，如校园土地面积、动植物、土壤空气水资源，校园的设施设备、规划布局等，总体可分为生物环境、物理环境、资源环境等。

（一）生物环境

高职院校教育生态环境系统的生物环境，是指除了学院人群以外的其他生物，具体来说是指生活在校园内的各种动物、植物和微生物。

1. 校园植物

与自然生态系统相比，植物在学校教育生态环境系统中的地位和作用发生了明显的改变。校园植物大多不再是野生或者自然生长的，它们在改善校园环境和美化校园景观方面起到了重要的作用。

校园内生长植物的地面，称为绿地。绿地是构建校园景观的主要组成部分之一。根据绿地景观不同，绿地分为耕地、林地和草地等类型。耕地主要位于与农业相关的职业类学院，用来种植农作物、经济作物、蔬菜、果树及各类观赏植物，用于教学、实验实训等功能。林地主要分布在校园内部和周边以及道路两侧，用于校园环境改造。草地分布在校园内部和周边，以人工建植为主。

2. 校园动物、昆虫和鸟类

校园动物、昆虫和鸟类是指栖息和生存在校园内的各种动物、昆虫和鸟类。在校园的动物、昆虫和鸟类中，对高职院校生态环境系统影响较大的主要是各种人类伴生生物，宠物是现代生活的一种形式，同时也带来诸多生态安全问题；蚊虫蚁鼠等生物影响了校园生活秩序，危害了学生、教职工人身安全和校园财产安全；鸟类带来了鸟语花香，也带来了鸟粪等现实问题。

3. 微生物

微生物是生态系统中实现物质循环、能量流动的重要成员，在生态系统中占据重要的地位，但同时微生物也是许多疾病的病原。在学校生态系统中，废水和固体废弃物通过微生物处理，不仅使废水、废物无害化，还使得许多废物转变为资源再利用。但与此同时，校园内的微生物通过食物污染造成公共卫生问题，通过扩散传播造成公共健康问题，甚至通过学生群体的流动性而导致社区流行性疾病，必须引起高度重视，赋予科学管理。

（二）物理环境

高职院校教育生态环境系统的物理环境，实际上在很大程度上取决于区域或特定地段的环境状况。区域气候条件是一种宏观环境，基本不受学校本身系统的影响，学校自身的生态环境系统对区域气候环境的作用很小，大气环境和空气质量、水环境等对学校教育生态环境系统具有较大的影响，主要通过影响校园内人群的生活质量来表现。至于土壤环境等对学校这类社会经济系统的影响相对较小。

1. 高职院校教育生态环境系统的空气质量

就学校教育生态环境系统而言，由于其属于人口密集区，对大气质量具有更高的要求。大气环境作为一种宏观环境系统，学校只能依靠合理的选址来选择空气质量相对较好的地区或者地段，如果选址不当，空气污染严重，势必会影响学生群体和教职员工的身体健康。

2. 高职院校教育生态环境系统的水环境质量

水环境对学校教育生态环境系统的影响，主要是通过饮用水体现。校园内的饮用水要符合相关标准，这是有严格要求的。政府有义务为学校配备安全、健康的应用水，保证本学校校园内人员的身体健康。

3. 高职院校教育生态环境系统的噪声环境

噪声是在日常生活中最容易引起人们烦恼的因素，因此学校为了让学生能够有一个良好的学习环境，给教师员工提供一个安心的工作环境，就要很好地控制噪声。

4. 高职院校教育生态环境系统的食品安全与卫生

在学校教育生态环境系统的规划设计和建设过程中，必须充分考虑学校内人群的餐饮服务条件，食堂的餐饮设施和卫生条件必须要符合相关标准，相关从业人员必须具有健康许可证，食堂的原材料和加工环节也应该严格把关，学校的管理部门必须高度重视食品安全与卫生工作，切实保障校园内师生的人身安全。

5. 高职院校教育生态环境系统的废弃物

学校教育生态环境系统中的废弃物，主要表现为生活垃圾和生活污水，还有实验实训、科学研究工作中产生的有危害性废弃物，必须要按照环保部门的要求合理合规处置。

（三）资源环境

教育教学资源是学校教育生态环境系统的生存前提和发展基础，教师资源和硬件资源构成学校教育生态环境系统的教育教学资源体系，而这里所说的资源环境，主要指学校的物质资源环境，通常称为"固定资产"。

作为高职院校，其资源环境包括有学校的占地面积、运动场馆、图书、教室资源、宿舍资源、实验实训资源、数字终端资源等等，这些资源是学校的教育教学质量的物质保障，需要按照学校的办学规模，在校生数配备，同时国家也出台了相关文件对不同层次的高校的办学条件的相关参数设置了标准（详见表3-1、表3-2、表3-3）。

表 3-1　本科基本办学条件指标（合格要求）

学校类别	本科				
	生师比	具有研究生学位教师占专任教师的比例/%	生均教学行政用房/平方米·生⁻¹	生均教学科研仪器设备值/元·生⁻¹	生均图书/册·生⁻¹
综合、师范、民族院校	18	30	14	5 000	100
工科、农、林院校	18	30	16	5 000	80
医学院校	16	30	16	5 000	80
语文、财经、政法院校	18	30	9	3 000	100
体育院校	11	30	22	4 000	70
艺术院校	11	30	18	4 000	80

表 3-2　高职（专科）基本办学条件指标（合格要求）

学校类别	高职（专科）				
	生师比	具有研究生学位教师占专任教师的比例/%	生均教学行政用房/平方米·生⁻¹	生均教学科研仪器设备值/元·生⁻¹	生均图书/册·生⁻¹
综合、师范、民族院校	18	15	14	4 000	80
工科、农、林院校	18	15	16	4 000	60
医学院校	16	15	16	4 000	60
语文、财经、政法院校	18	15	9	3 000	80
体育院校	13	15	22	3 000	50
艺术院校	13	15	18	3 000	60

注：

①聘请校外教师经折算后计入教师总数，原则上聘请校外教师数不超过专任教师总数的四分之一。

②凡生师比指标不高于表中数值，且其他指标不低于表中数值的学校为合格学校。

表 3-3 监测办学条件指标（合格要求）

学校类别	本科							高职（专科）						
	具有高级职务教师占专任教师的比例/%	生均占地面积/平方米·生⁻¹	生均宿舍面积/平方米·生⁻¹	百名学生配教学用计算机台数/台	百名学生配多媒体教室和语音实验室座位数/个	新增教学科研仪器设备所占比例/%	生均年进书量/册	具有高级职务教师占专任教师的比例/%	生均占地面积/平方米·生⁻¹	生均宿舍面积/平方米·生⁻¹	百名学生配教学用计算机台数/台	百名学生配多媒体教室和语音实验室座位数/个	新增教学科研仪器设备所占比例/%	生均年进书量/册
综合、师范、民族院校	30	54	6.5	10	7	10	4	20	54	6.5	8	7	10	3
工、农、林、医学院校	30	59	6.5	10	7	10	3	20	59	6.5	8	7	10	2
语文、政法、财经院校	30	54	6.5	10	7	10	4	20	54	6.5	8	7	10	3
体育院校	30	88	6.5	10	7	10	3	20	88	6.5	8	7	10	2
艺术院校	30	88	6.5	10	7	10	4	20	88	6.5	8	7	10	3

注：

①凡教学仪器设备总值超过 1 亿元的高校，当年新增教学仪器设备值超过 1 000 万元，该项指标即为合格。

②凡折合在校生超过 30 000 人的高校，当年进书量超过 9 万册，该项指标即为合格。

二、人文环境

高职院校教育生态环境系统的人文环境分为外部人文环境和内部人文环境。

（一）高职院校的外部人文环境

高职院校的外部人文环境主要由政府和教育行政主管部门、社区人文环境、学校董事会和校友资源等组成。

1. 政府和教育行政主管部门

政府作为学校教育的举办者和主要投资人，对学校教育富有管理和监督责任，这种管理和监督责任一般由教育行政主管部门来承担和实施。

高职院校在国家层面主要由教育部高等教育司和职业教育与成人教育司负责指导、管理和监控等。高等教育司主要职能：承担高等教育教学的宏观管理工作；指导高等教育教学基本建设和改革工作；指导改进高等教育评估工作；拟订高等学校学科专业目录、教学指导文件。职业教育与成人教育司主要职能：承担职业教育统筹规划、综合协调和宏观管理工作；拟订中等职业教育专业目录和教学基本要求；会同有关方面拟订中等职业学校设置标准；指导中等职业教育教学改革和教材建设工作；指导中等职业学校教师培养培训工作；承担成人教育以及扫除青壮年文盲的宏观指导工作；指导各级各类高等继续教育和远程教育工作。

高职院校在省市层面主要由省教育厅高等教育处和职业教育与成人教育处负责指导、管理和监控。高等教育处主要职能：指导普通高等本科学校教学工作；规划并指导普通高等本科学校的教学改革和专业建设；指导普通高等本科学校的教学管理以及实验室、图书馆、现代教育技术、校内外教学实践基地的规划和建设；指导普通高等本科学校的教学团队和教学基层组织建设；负责普通高等本科学校的教学指导文件及评估标准的制定并指导实施；负责普通高等本科学校学历、学籍管理工作；指导普通本科学校成人函授与业余教育的教学与学籍管理工作；指导普通高等本科学校的现代远程教育工作；归口管理高等教育教材（含音像教材）及配套用书等。职业教育与成人教育处的主要职能：承担职业教育与成人教育（含本科院校成人教育）统筹规划、综合协调和宏观管理工作，协调指导终身教育工作；负责拟订中等职业学校、独立设置的高等职业技术学校、高等专科学校和独立设置的成人高等学校的教学指导文件及评估标准，指导教学改革；负责中等职业学校和独立设置的高等职业技术学校、高等专科学校和独立设置的成人高等学校的专业设置、调整、教材建设和学历学籍等管理工作；指导中等职业学校的德育、党建工作；协调指导全省农村、城市职业教育与成人教育综合改革工作；归口管理职业教育教材（含音像教材）及配套用书。

2. 社区人文环境

学校教育生态环境系统的所在区域，具有特定的社区人文环境，这种社区人文环境在一定程度上会对学校教育生态环境系统的运行和发展形成一定的正性或负性的影响。

周边关系是很多学校领导层要花大量时间和精力来处理的重要事务。学校的运营中的各种事务与区域内的行政部门有着千丝万缕的关系，受相关部门的监管，比如环境问题、卫生问题、安全稳定问题，等等。同时，周边地区的群众与学校之间是相互影响的关系，学校不得不花费大量的人力、物力、彩礼，以求相安无事。

3. 学校董事会

在西方发达国家中，社会力量（社会团体、知名人士、家长和学生代表等）通过各种咨询委员会、评估机构、董事会等形式参与高等教育决策和管理，发挥咨询和监督的作用，已成为高等教育运行机制的重要组成部分。社会力量对高等教育运行的干预首先表现在参与和监督政府关于高等教育的宏观决策。我国实行改革开放后的 1985 年，广东韶关大学（现为韶关学院，公办全日制本科大学）建立第一个普通高等学校董事会。随后，1987 年 2 月，汕头大学、洛阳大学（1987 年 11 月）、武汉工学院（1988 年 11 月）、安徽大学（1988 年 12 月）、中国矿业大学（1989 年 10 月）等相继组建了高等学校董事会。到 1992 年，我国约有 100 所普通高等学校成立了董事会或类似机构。

我国普通高等学校董事会是适应高等教育办学体制改革需要而产生的，它的基本作用在于扩大高等学校面向社会自主办学的权力，这符合普通高等学校董事会的一般性质。但是，受经济体制和教育体制的制约，我国普通高等学校董事会又具有自己的特点。主要表现在：

第一，高等学校董事会因办学体制不同而具有不同的性质。根据办学主体的不同，我国高等学校可以划分为两大类，这两类学校的董事会分别属于领导决策型和指导咨询型。建立领导决策型董事会的高等学校一般有三种情形：一种是由华侨和港澳同胞捐资办学的华侨大学，如汕头大学；另一种是民办高等学校，如西安外事学院；还有一种是国有民办的高等学校二级学院，如大连海运学院所属的市场经济法学院和国际商务学院。这三种高等学校的共同特点是实行董事会领导下的校（院）长负责制，学校拥有较大的办学自主权。指导咨询型董事会是建立在国家举办的普通高等学校之上的，它本身不具有法人地位，也不是一级行政管理机构，是由普通高等学校和其他企事业单位发起组建的松散的协作组织，对高等学校的办学起咨询、指导、支持作用。这一类董事会占我国高等学校已建董事会的大多数，也是性质与作用较难确定的一种类型。

第二，普通高等学校董事会实行"官产学"相结合的组织体系。我国高等学校董事会的组建，由于没有统一的法律来规范，一般由高等学校及发起单位通过章程来建立，因而其组织体系不尽一致，但一般都是由"官产学"各界代表组成层级结构，而且身份不同，在董事会内所任职务也不相同。实际上，我国普通高等学校董事会是一个"官产学"相结合的层级关系网络组织。其中，高等学校所属部门或地方政府官员担任董事会领导职务，使政府意志和职能在董事会得以延伸；企业及科研院所作为董事单位，构成了董事会的基础，包括了高等学校所能辐射的全部重要方位；高等学校则充任常务副董事长、秘书长等要职，操持着董事会的日常事务，是董事会运行的关键和枢纽。董事会集中了高等学校外部环境的一切关系群落，高等学校则成为这一网络组织的结点，董事会的运行状态全在于高等学校的需求与操作技巧。

第三，我国普通高等学校董事会在功能上是"产学研"结合合作办学、促进共同发展的协作组织。合作的目的不同，功能也不同。一是合作育人。实践中高等学校与董事单位合作，探索出了"三明治式""3+1+1式""一年三学期"等育人模式，并为企业培养人才。二是合作科研。产学研合作各方以科技为对象，以经济为纽带，共同承接重大课题，建立科研基础金，组建"产学研"联合开发中心等，互通有无，优势互补，共同发展。三是合作生产。高等学校作为"科技兴业"的支柱力量，积极参与企业的重大技术改造，提供科技产品和技术服务，直接提高企业效益。至于董事会对学校办学的约束作用，主要是审议学校的办学方向、办学规模、专业设置、招生对象、毕业生去向等重大问题。由于董事会不具有法人地位，本身也不是一级管理组织，与校长之间没有委任关系，与政府及社会之间也不存在委托关系，因而不具有强约束力。

4. 校友资源

校友是指曾经在同一所学校或研究院（所）学习、工作和进修过的人。

校友是以学校来划分的。校友资源是学校教育生态环境系统的一种特殊资源，基于特别的人际情感、情景回忆价值和心理过程价值等心理因素，校友对母校乃至母校的人和物都有一种特别的"爱屋及乌"的情感。因此，对于高职院校来说，加强校友资源的开发，可以推动学校事业发展，在扩大学校影响等方面正发挥着越来越积极的作用。

（二）高职院校内部人文环境

高职院校内部人文环境主要由校园人际关系和校园文化来体现。

1. 校园人际关系

（1）师生关系

师生关系是教师和学生在教育教学过程中结成的相互关系。它是一种特殊的社会关系和人际关系，是教师和学生为实现教育目标，以各自独特的身份和地位通过教与学的直接交流活动而形成的多质性、多层次的关系体系。学校中的教育活动是师生双方共同的活动，是在一定的师生关系维系下进行的。师生关系既受教育活动规律的制约，又是一定历史阶段社会关系的反映。良好的师生关系，是提高学校教育质量的保证，也是社会精神文明的重要方面。师生关系有很多表现形式，比如说教育关系、心理关系、伦理关系等。

教育关系是师生关系中最基本的表现形式，也是师生关系的核心。师生之间的教育关系是为完成一定的教育任务而产生的。这种关系是从教育过程本身出发，根据对教师与学生在教育活动中各自承担的不同任务和所处不同地位的考察，对两者关系做出的教育学意义上的解释。一般来说，在教育活动中，教师是促进者、组织者和研究者，而学生一般是参与者、学习者、思考者，同时又是学习的主人和自我教育的主体。这种关系形式，并不随教师和学生的主观态度而转移，而是由客观条件所决定，并且在教师和学生的积极活动中得以表现。

心理关系是师生为完成共同的教学任务而产生的心理交往和情感交流，把师生双方联结在一定的情感氛围和体验中，实现情感信息的传递和交流。师生心理关系是伴随着教育活动的开展而自然形成的，是教学活动中一种客观而基本的师生关系，它受到教学过程和结果的直接影响。

伦理关系是在教育教学活动中教师与学生构成一个特殊的道德共同体，各自承担一定的伦理责任，履行一定的伦理义务。这种关系处于师生关系体系中的最高层次，对其他关系形式具有约束和规范作用。学生的道德观念有很大部分是从教师那里直接获得的，教师会潜移默化地对学生施以道德方面的影响。这就需要教师不仅有广博的知识，还应该有高尚的人格和正确的道德思想，而这也真是建立良好师生伦理关系的关键。

（2）同学关系

社会支持理论认为，个体在社会的生存和发展，必须依赖其特有的社会支持系统，这种社会支持系统主要是血亲、姻亲、同学、朋友；同时，在个体相对脆弱或面临危机时，社会支持系统是个体的扶持力量的源泉。由此可见，同学关系是现代社会人在除了亲戚关系以外的非常重要的社会关系，这种关系可以表现在学习期间的相互帮助，离校以后的相互交流，甚至几十年以后的同学聚会仍然激动不已。可见，同学关系对一个人成长的影响有多深远。

2. 校园文化

学校内部的人文环境，综合表现为特定学校的校园文化。校园文化指的是学校所具有特定的精神环境和文化气氛，既包括校园建筑设计、校园景观、绿化美化这种物化形态的内容，也包括学校的传统、校风、学风、人际关系、集体舆论、心理氛围以及学校的各种规章制度和学校成员在共同活动交往中形成的非明文规定的行为准则。健康的校园文化，可以陶冶学生情操，启迪学生的心智，促进学生的全面发展。

校园文化作为学校教育生态环境系统的综合表现，一般具有以下特征：第一，互动性。校园文化是学校基本人群共同创造的，这里有历代学校领导的贡献，有广大教师的贡献，也有全体学生的贡献。第二，渗透性。校园文化像和煦的春风一样，飘散在校园的各个角落，渗透在教师、学生、员工的观念、言行举止之中，渗透在他们的教学、科研、读书、做事的态度和情感中，从而形成一种彼此影响和相互感染。第三，传承性。校风、教风、学风、学术传统、思维方式的形成，是数代人自觉与不自觉缔造的，通过代代相传，相沿成习，逐步铸就的特定的校园文化。

特定的校园文化，能够造就和培养特定的人才群体，这是由校园文化的功能所决定的。校园文化的功能主要概括如下：第一，提升素质。校园文化能够提升学校基本人群的综合素质，这种作用虽然不能在短期内直接测度，但生活在校园之中的人时时处处可以感受得到，并且能够形成长远影响。第二，塑造高尚的道德情操。校园文化所形成的整体氛围和公众形象，使身处其中的个体不可能不受感染，从而形成一种积极向上的高尚情操，弘扬社会"正能量"。第三，传播独特的文化内涵。每所学校有着自己独特的办学历史，有着与众不同的发展历程，经历着和发生了很多独特的故事，这些就形成了特定学校的特定校园文化内涵，这些独特的文化内涵激励着后来者，从而进一步丰富这种文化内涵。

第四章　新时代高职院校学生健康成长的教育生态环境分析

第一节　新时代高职院校学生健康成长的教育生态环境的特殊性

环境是生态系统的基础，自然界生物的生存高度依赖于它们所处的环境。环境条件直接决定了生态系统的复杂程度和其中生物群落的丰富度。高职院校学生与其所处的环境密切相关，两者是一种互动关系。高职院校学生成长的教育生态环境因子对学生健康成长具有一定的作用。

一、新时代高职院校学生健康成长的教育生态环境的概念界定

（一）新时代新要求

新时代对高职教育提出了新要求。高职教育是我国首创的教育类型，伴随改革开放后的经济转型升级，高职教育从无到有、从小到大、从弱到强，已经站在新的历史起点上，探索形成具有中国特色的教育模式，把一批又一批高素质技术技能人才输送到生产建设管理服务第一线，加速了中国经济社会发展进程。《国家职业教育改革实施方案》和《关于实施中国特色高水平高职学校和专业建设计划的意见》的公布实施，提出一系列新目标、新论断、新要求，是办好新时代职业教育的顶层设计和施工蓝图；2019 年 3 月 29 日，教育部、财政部印发《关于实施中国特色高水平高职学校和专业建设计划的意见》（以下简称《意见》），重点支持一批优质高职学校和专业群率先发展，引领新时代职业教育实现高质量发展。高职教育要牢牢抓住大有可为的发展机遇期，立足时代、提高站位、把握使命，明确发展的方位、方向与方略，遵循规律、改

革创新、提质升级，在新的起点上迈向更高水平。

新时代高职教育要坚持高素质技术技能人才的培养定位，坚持产教融合、校企合作的办学模式，坚持德技并修、工学结合的育人机制，实现高职教育由参照普通教育办学模式向企业社会参与、专业特色鲜明的类型教育转变。

（二）高职院校学生健康成长

健康是指一个人在身体、精神和社会等方面都处于良好的状态。健康包括两个方面的内容：一是主要脏器无疾病，身体形态发育良好，体形均匀，人体各系统具有良好的生理功能，有较强的身体活动能力和劳动能力，这是对健康最基本的要求；二是对疾病的抵抗能力较强，能够适应环境变化，各种生理刺激以及致病因素对身体的作用。传统的健康观是"无病即健康"，现代人的健康观是整体健康，世界卫生组织提出"健康不仅是躯体没有疾病，还要具备心理健康、社会适应良好和有道德"。因此，现代人的健康内容包括：躯体健康、心理健康、心灵健康、社会健康、智力健康、道德健康、环境健康等。健康是人生的第一财富。

那么，作为高职院校学生健康成长，除了传统意义上所说的身心健康等以外，他们还有作为学生要追求的成长成才的目标，这才能完整地诠释高职院校学生健康成长。在不同时期，国家对高职院校人才培养目标的要求也不同，高职院校首先要弄清国家对高职教育人才培养的目标的要求，才能有针对性地进行教学改革，科学合理地开展教育教学活动，才能确保高职教育又快又好地发展，才能确保高职院校培养出来的人才是适合我国经济社会发展所需要的。前面在解析"新时代"的概念里面，诠释了新时代对高职教育的新要求就是坚持高素质技术技能人才的培养定位。在新形势下，高职院校人才培养要把德育工作放在首位，注重学生实践能力与动手能力的培养，注重学生创新意识与创新能力的培养，加快专业改革与建设，为地方经济和社会发展培养出大批高素质劳动者和高技能专门人才。

新时代高职院校学生健康成长的标准，就是高职院校学生要成为身心健康，政治觉悟"高"、职业素养"高"、专业能力"高"、创新意识"高"的"四高"技术技能型人才。要达到这个培养目标，高职院校教育生态环境系统需要与之相配套的高标准的环境要素，高质量运转的过程环节。

（三）新时代高职院校学生健康成长的教育生态环境

环境是生态系统的基础，自然界生物的生存高度依赖于它们所处的环境。环境条件的好坏直接决定生态系统的复杂程度和其中生物群落的丰富度。高职院校学生健康成长与其所处的环境密切相关，两者是一种互动关系。教育生态环境因子对学生成长具有一定的作用。

新时代高职院校学生健康成长的教育生态环境是学生所处的空间及直接或间接影响学生群体生存的全部事物的集合，既包含学生所处的空间载体，也包含了与学生相关的不同条件要素。就整个社会而言，学生成长环境主要可分为自然物质环境和社会人文环境。自然物质环境包括经济地理环境、人文地理环境、人口资源环境。社会人文环境包括社会经济环境（经济综合竞争力、经济体制环境、市场环境、社会保障环境）、社会政治环境（社会运行环境、政治体制环境、意识形态环境、法制环境、组织环境）、社会文化环境（文化环境、教育环境、科学技术环境、伦理环境、舆论环境、职业道德环境、社交环境）等。但本书要研究的是高职院校内部学生健康成长的教育生态环境系统，主要涉及校园物质环境、校园自然环境、校园教学设施设备环境、校园生活设施设备环境等，校园人文环境有校园文化、教育教学管理、学校行政管理、学生管理、师资管理，等等。

二、高职院校学生与高职院校教育生态环境的互动关系

现实生活中，我们常说"是金子总会发光的"，但是如果这种光泽被有色物质遮住了，还能看见吗？即使能看见，发出的光还能那么耀眼吗？人，也一样，在一定的条件下，人都能由"人材"发展成为"人才"。如果把人比作金子，他总是可以发光的，关键是各种环境是更加衬托这种耀眼的光芒还是促使这种光芒被乌云遮住？如果外在环境不科学、不协调，人要成长为"人才"必将受到影响。俗话说，"近朱者赤，近墨者黑"，也充分地说明了环境对于一个人的成长至关重要，高职院校学生的健康成长与环境的关系是相互作用的关系。

（一）教育生态环境对于高职院校学生健康成长具有强烈的导向和促进作用

教育生态环境对于高职院校学生健康成长具有强烈的导向作用。换句话说，就是环境能够引导和促进学生沿着某种方向发展。高职院校是否能够培养出社会需要的人才，在于能否构建学生成长成才的培养机制，是否具有学生发挥才能的舞台，是否有促进学生成长的良好的师资、良好的教学质量、良好的校园文化氛围、良好的学校管理水平，等等。

（二）高职院校学生健康成长对于教育生态环境具有能动的适应和改造功能

高职院校学生对于教育生态环境除了适应以外，还有改造功能。因为学生

具有主观能动性，并不是一味地接受客观世界对自己的影响，而是可以能动地改造客观世界，当客观世界的外部环境已经不能满足个体或群体发展的需要时，他们就会挣脱现实的生态位，向高一级的理想生态位迈进，从而完成了对外部环境的改造。

另外一个层面的改造，是从教育生态环境系统的运行机制上来探寻的，也就是高职院校学生通过在学校接受了全方位优秀的教育培养，成为社会需要的优质人才后得到的家长、企业、社会的肯定、认可，会扩大学校本身的正向影响力，起到品牌效应，会有更多的资金支持及其他支持、更优质的生源，这会让学校教育生态环境系统朝着一个良性的循环运转。

第二节　新时代高职院校学生健康成长的教育生态环境的管理理念

新时代高职院校学生健康成长的教育生态环境管理是以高职院校教育生态环境系统为对象的系统管理，它以学校治理结构为基础，以资源优化配置为措施，以综合协调为手段，坚持"关注客户、全员参与、持续改进、系统管理、过程控制、基于事实决策"的管理控制理念，实施以人为本的学校管理政策。

一、高职院校教育生态环境系统的宏观控制理念

1. 教育方针及其解读

教育方针是政党和国家在一定历史阶段提出的教育工作的总指针和总方向，总体概括了国家的教育基本政策，解释了教育为谁培养人，培养什么样的人，如何培养人这几个关键性的问题，是指导国家教育事业发展的战略原则和行动纲领。教育方针主要阐述了教育的性质、目的及基本途径，具有全局性、变动性、现实性和阶段性等特征。中国共产党的教育方针随着时代的发展经历了几个主要的阶段：新中国成立前、新中国成立初期、改革开放时期、中共十六大、中共十七大以后。从教育方针的发展历程中可以看到，随着时代的变化，教育方针是日趋科学、完善、符合时代要求的。在这里主要解读中共十八大和中共十九大关于教育方针的论述。

中共十八大、中共十九大报告对教育方针分别表述如下："坚持教育为社会主义现代化建设服务、为人民服务，把立德、树人作为教育的根本任务，全

面实施素质教育，培养德智体美全面发展的社会主义建设者和接班人，努力办好人民满意的教育。""必须把教育事业放在优先位置，深化教育改革，加快教育现代化，办好人民满意教育，落实立德树人根本任务，发展素质教育，推进教育公平，培养德智体美全面发展的社会主义建设者和接班人。""完善职业教育和培训体系，深化产教融合、校区合作。""加快一流大学和一流学科建设，实现高等教育内涵式发展。"从中共十九大报告中可知：首先，报告将创新和教育作为全面建成社会主义现代化国家新征程的重要和关键的组成部分。明确将创新作为引领发展的第一动力和建设现代化经济体系为战略支撑，做出了加快建设创新型国家的战略部署。明确将建设教育强国是中华民族伟大复兴基础性的工程，强调教育事业放在优先的地位，加快教育现代化，办好人民满意的大学，这必将推动高等教育进入内涵式发展的新阶段，成为我们推进创新性国家建设和教育强国的强大动力！其次，从中共十九大报告中可知，高等教育现代化是新征程的重要特征，同时也是基础性工程和引导性工程。从中共十九大报告中可以看到对高等院校的更高定位和对未来高等教育工作的更高要求。最后，作为发展的第一动力和民族复兴基础工程的重要结合点，高等院校应该在"双一流"建设中谋求更快的发展，在新征程中发挥更大的作用，在办好人民满意的教育中做更好的表率。

2. 个人本位与社会本位的价值取向

不同的教育价值观会影响教育目的的确立，也会直接体现在教育活动当中，从而对人才培养的规格和价值取向产生深远的影响。

个人本位指的是当个人利益与集体利益、国家利益产生矛盾时，以个人利益为优先考虑的对象。个人本位教育价值观认为个人价值是凌驾于社会价值之上的，社会不应该对个人的发展加以阻碍和束缚，主张教育依据个人的兴趣和内在发展需要来确立教育目的，以促进个人的个性发展和自身的完善，提高人才培养的质量。比如美国的教育价值观就偏重以个人本位为取向，国家的成就以个人的成功为基础。

社会本位则是指当个人利益与集体利益、国家利益产生矛盾时，以集体利益、国家利益为优先考虑的对象。社会本位教育价值观认为人在社会上生存受到社会政治、经济、文化、环境等因素的制约，因此，教育应当根据社会的发展需求来培养人才。社会本位教育价值观主张社会价值高于个人价值，教育的目的是使个人适应社会，使个体社会化。中国的教育价值观偏向于以社会本位为导向。我们以董存瑞、雷锋、任长霞等英雄式的人物为榜样，而他们都是把集体利益、国家利益置于至高无上地位的人。当然，社会本位教育价值观并不是忽视自我发展的需求和个性的发展，而是把社会需求作为立足点，把国家利益放在首位。

3. 教育公平与教育效率

教育是社会大系统中的一个子系统，追求发展是教育的需求。党的十八大提出："大力促进教育公平，合理配置教育资源，重点向农村、边远、贫困、民族地区倾斜，支持特殊教育，提高家庭经济困难学生资助水平，积极推动农民工子女平等接受教育，让每个孩子都能成为有用之才。"可见，教育公平与教育效率是教育发展过程中不懈追求的目标，也是衡量教育发展状态的重要标准。

教育公平是指国家从社会的稳定与发展以及社会各成员的个体发展需要出发，依据合理性、科学性的规范和原则对教育资源进行配置。每个人都享有教育权利和机会的平等，这包括教育起点的平等，即一切儿童享有基础教育阶段入学机会的平等；教育过程的平等，即受教育者在教育过程中享受到公平合理的教育资源，促使自身得到发展；教育结果的平等，即受教育者进入社会后享有同等的就业机会，不受到性别、年龄等歧视。教育效率指的是教育投入，包括资金、人力、物力等的投入与教育产出，即教育所培养出的人才质量之间的比例。

教育公平与教育效率之间的关系一直是学术界探讨的问题。作为教育生态系统中的两个重要的影响因子，教育公平与教育效率既是相互独立的，也是具有内在统一性的，甚至相互矛盾。教育应当追求教育公平与教育效率的平衡、和谐、联系的发展。

二、高职院校教育生态环境管理的微观执行理念

学校教育生态环境管理的微观执行理念，可以概括为：关注顾客、全员参与、持续改进、系统管理、过程控制、基于事实决策。

1. 关注顾客

我们常说，组织依存于顾客，而学校作为一级组织应当始终理解顾客当前和未来的需求，满足顾客要求并争取超越顾客的期望，并以此安排所有的活动。学校面对的顾客指的是学生、家长和用人单位。那么，学校如何才能服务好顾客呢？具体来说，需要做到如下五点：

（1）调查、识别并理解顾客的需求和期望。学校应该准确判断顾客的需

求是什么。顾客的需求，不是凭空想象出来的，而是通过调查得出来的。通过调查了解顾客的需求以后，正确识别，按需分类，充分理解顾客的真实意愿。

（2）确保学校的目标与顾客的需求和期望相结合。学校应以增强顾客的满意度为目的。有时即便满足了顾客的要求，顾客也不一定满意，所以学校及各职能部门的质量管理目标必须尽力超越顾客的要求，培养的学生符合毕业要求、升学要求和就业要求。

（3）确保在整个学校内沟通顾客的需求和期望。为了达到学校的教育教学活动均以满足顾客的要求为目标，学校内各职能部门之间必须强化沟通，确保全校每一名教职工能够理解顾客的需求和期望。学校的管理者，一方面应正式发布学校的质量管理目标，另一方面应及时建立适当的沟通方式。

（4）把握顾客的满意程度。准确把握顾客的满意程度，并根据结果采取相应的活动或措施。顾客满意程度的测量目的，是评价质量管理的预期目标是否达到，为进一步改进工作提供依据。学校可通过问卷调查、委托收集、消费者组织的报告、媒体报告、行业研究结果等多种渠道，进行数据分析；通过纠正措施和预防措施，以提高教育、教学、管理和服务各个过程的有效性和效率。

（5）系统地处理好与顾客的关系。良好的顾客关系有助于保持顾客的忠诚度，提高顾客的满意度。学校处理好与顾客的关系，可以通过以下几个方面：召开座谈会、保护好学生的人身安全和物品安全、走访、举办联谊会、共建文明单位等。

2. 全员参与

人是管理活动的主体，也是管理活动的客体。只有全校每一名教职工的充分参与管理，才能使他们的才干为学校带来最大的效益。

（1）让教职工了解自身贡献的重要性及其在组织中的角色。每一名教职工都应清楚其自身的职责、权限和相互关系，了解其工作的质量管理目标、内容以及达到目标的要求、方法，理解其活动结果对下一步以及整个目标的贡献和影响，从而了解自己在学校中的地位和作用。

（2）明确职能、规定职责、权限和相互关系，给出正确的工作方法，使他们以主人翁的责任感正确处理和解决问题。让每一名教职工树立以校为家的思想，在各自的岗位上主动负责，发挥个人的潜能。

（3）使每位教职工根据各自的目标评估及业绩状况找到差距，以求改进，可以调动教职工参与的积极性。教职工的自我评价应包括宏观说明和微观分析，使评价有理有据。

（4）使教职工积极地寻找机会提升其自身的能力、知识和经验。学校可以通过实行聘任制，要求专任教师具备相应的教师资格，专业教师具备相应专业的任职资格，达到硕士或博士研究生学历和学位等，促使教职工加强自身技能、提升其知识和经验。

3. 持续改进

持续改进总体业绩应当是组织的一个永恒目标。持续改进作为学校的一种管理观念，在质量管理体系中是不可或缺的。学校从发展的战略出发，坚持持续改进，就能提高学校的业绩，增强学校的竞争能力。

（1）使用一致的方法持续改进学校的业绩。在学校的质量管理体系活动中，通常采用一致的改进方法。在全校范围内理解并掌握这种一致的改进方法，可以快捷有效地实施持续改进活动，并取得预期的效果。

（2）为教职工提供有关持续改进的方法和手段的培训。对于全校教职工来说，只有真正掌握持续改进的方法，才能进一步达到制定改进目标、寻求改进机会、最终实现改进目标的过程。因此，学校必须对教职工进行持续改进方法和手段的培训。

（3）持续改进产品、过程和体系。将产品、过程和体系的持续改进作为学校内每一位教职工的目标，持续改进的最终目的是提高产品质量。这涉及招生、教学、学生管理、后勤服务等方面的持续改进，应作为全校教职工共同的改进目标。

（4）建立目标任务驱动的改进体制。建立目标以指导、测量和追踪持续改进是一种循环过程，每一轮改进活动都应建立相应的质量管理目标，以指导和评估改进的结果。

4. 系统管理

将相互关联的过程作为系统加以识别、理解和管理，有助于组织提高实现目标的有效性和效率。学校主要领导者若要成功地领导和运作一所学校，需要采用一种系统和透明的方式进行管理。

（1）建立一个体系以最佳效果和最高效率实现全面质量管理目标。每一所学校都有自己的办学目标，目标依赖于管理活动来实现。管理应当有系统性，学校建立一个良好的体系（教学质量管理体系，包括规章制度、机构设置及定岗、定编、定职、定责等）是高等学校实现办学目标的保证。

（2）理解体系内各个过程的相互依赖关系。一个体系是由一组关联的过程及相互作用构成的，上一个过程的输出就是下一个过程的输入，必须全面理解各过程的相互依赖关系。

（3）减少职能交叉造成的障碍。在职能上存在重叠或交叉是不可避免的。学校的最高管理者和全校教职工应理解质量目标对他们的意义以及各自的作用和责任。通过明确职能、确定责权、沟通了解，减少或消除由于职能交叉和职责不清导致的障碍，提高过程运行的效率。

（4）在行动前确定资源的局限性，提高资源的利用效率。学校管理者应清楚地理解保证产品实现过程和支持过程有效运作所需的资源，并确保得到这些资源。资源包括：师资情况、设备资源、工作环境及信息资源等。学校的能力往往不能满足实现目标的要求，这就要求在充分开发利用现有资源的前提下，提高资源的利用效率。

（5）设定目标。根据学校的质量总目标，设定好各个过程的分目标。运作这些过程并实现其分目标，以达到实现总目标的目的。

（6）通过监控管理和反馈调整提高运作效率。通过测量和评估持续改进体系可以在学校的各个过程中用循环方法实现。学校根据教学质量目标和顾客的要求，测量和监视过程并报告效果，最后采取措施，持续地改进过程业绩。

5. 过程控制

将活动和相关的资源作为过程进行管理，可以更高效地得到期望的结果。将学校的任何一项活动或某一项活动的一个阶段看作一个过程，每个过程的输入和输出，可以有效地利用资源，降低成本，缩短周期。

（1）准确把握过程。系统地识别所有的活动和各类活动的过程。活动决定输出结果，为了确保每一项活动能达到预期的质量目标，学校必须采取有效的方法对这些活动予以控制。例如，学校的活动和过程有：招生、教学、学生实践、后勤服务、就业指导、顾客意见反馈等。招生活动和过程有：计划、简章拟定、宣传、录取、入学、分专业、统计、总结等。

（2）明确管理活动的职责和权限。学校决策者要确定实施每一项活动中每一名教职工的职责和权限，并予以管理。制定的目标要在掌握各过程能力的基础上，考虑目标的适宜性和可考核性。只有这样，才能保证过程方法的效果。

（3）分析和测量关键活动的能力。掌握关键活动的能力，将有助于学校了解相应过程是否有能力完成所策划的结果。因此，学校要对关键活动的能力进行确认、分析、测量。例如，教学活动和过程中，教师的素质和能力作为关键活动能力，必须对其进行确认。

（4）识别学校职能之间和职能内部活动的接口。准确地界定职能之间与职能内部活动之间接口的职责，即过程与过程之间接口的衔接，是学校每个过程顺利运行的保证。

（5）注重能改进学校活动的各种因素。为确保有能力提供优质的服务和培训，学校要求注重改进活动的各种因素，诸如资源、方法、环境等，以及教职工的继续教育、技能培训、实验实习设施、师生教与学的环境和管理方面的各种文件等。

6. 基于事实决策

学校生态管理要坚持基于事实决策，而"事实"主要以数据和信息的形式表现。因此，学校生态管理的有效决策在实际操作中是基于数据和信息分析来进行科学决策的。

（1）确保数据和信息足够精确和可靠。在保证学校生态管理所需要的各种数据和信息的同时，必须确保数据和信息足够精确和可靠，从而为正确决策提供保证条件。建立并保持完整的记录，建立必要的监控机制，是提供可靠和准确信息的保证。

（2）保证数据信息的时效性。让学校管理者能够在最短时间内得到真实的数据信息，这是有效决策能够进行的保证条件。

（3）使用科学的数据和信息处理技术。使用正确的方法分析数据，可以帮助我们得到恰当的信息用于决策。

（4）以事实为基础做出科学决策。将根据数据和信息分析所得到的结果与经验和直觉进行平衡分析，可以进一步判断、确认结果的可靠性。依据可靠的结果，所做的决策是可行的。

第三节　新时代高职院校学生健康成长的教育生态环境问题的成因

高职院校教育生态环境问题的成因是多种多样：既有传统文化的根源，又有现实的社会基础；既有教育系统内部的原因，又有教育系统外部的因素；既有思想观念的问题，又有制度政策的问题。从生态学视角，我们知道生态系统是一个相互联系的系统，不仅有机体与其环境之间存在着相互依存、互为因果的关系，而且各子系统之间以及子系统与母系统之间同样有着密切的联系，这种联系不断进行能量、物质和信息的交流，一旦系统到达失衡的状态，就会可能导致危机的出现，这就是生态环境问题的成因。从高等教育生态系统出发，就微观的高职院校教育生态环境问题的成因主要有质量生态危机、教育资源生态危机。

一、高职院校教育生态环境的质量生态危机

（一）高职院校教育生态环境的内部质量生态危机

随着我国高等教育发展速度的加快和规模的扩张，高等教育质量与规模的矛盾日益突出，已经引起社会各界的普遍关注。高等职业教育的规模占到高等教育的半壁江山，高等教育存在的问题，在高职院校表现得尤为突出。一是生源质量不佳。盲目扩大招生数量，导致生源质量下降，与扩招前相比，学生整体能力、素质和社会责任感有所下降，学生学习的功利性较强，上大学沦为学生谋求好职业的工具；学生投机心理较重，只追求考试结果，却不想付出努力。二是专业设置不合理。有些高职院校专业设置过于强调与市场衔接，造成专业划分过细，有些高职院校专业设置脱离了市场经济，造成有些专业毕业学生供过于求。三是办学定位不准，培养方式不全。有些高职院校办学定位不准，造成院校之间生态位重叠现象严重，教育教学过程过于重视专业教育，忽视人文教育、实践教学，造成学生职业素养不高，动手能力不强。四是教师数量不足，质量不高。随着 1999 年高校扩招政策的实施，高职院校教师数量的严重不足，生师比过高，教师数量的不足会影响课程教学的正常进行，一部分现行有编制的教师由于长期处于安逸状态，教学内容和教学方式多年不变，专业技能和知识水平亟待提升，教师质量不高或师资力量分配不平衡则会影响教育活动的顺利实施。五是教育教学评价方式单一，造成了教师在教学过程中缺乏必要的自主性，教学评价主要通过文化考试形式进行，忽视对学生创新能力、应用能力等素质的考察。以上对于高职院校来说，都是学校发展的限制因子，也是高职院校教育生态环境问题的成因之一。

（二）高职院校教育生态环境的外部质量生态危机

在日渐强烈的社会需求面前，我国高职院校显然还没有做好服务于社会经济发展的准备。从高等教育生态系统的演替规律来看，高职院校教育质量危机是高等教育从精英阶段发展到大众化阶段所必然出现的问题。高职院校教育质量的外部危机主要表现为高职教育无法满足社会发展需求——社会对高职人才培养质量和社会服务质量方面的需求。原因主要有以下几个方面：一是在扩大办学规模和提高招生录取率的同时，高职教育质量没有得到同步提升，导致人才培养质量和科研水平受到社会各界的普遍质疑。二是招生录取率越来越高，国家财政投入反而逐年下降，许多高职院校面对本来就不充裕的教育经费和成倍增长的学生数量，不得不将大量的教育经费用于征地和校舍建设，以解决基础办学设施不足的问题，这样用于教学建设的经费就所剩无几。三是政府对高职院校管理干预过多，学院行政化色彩太重，表现为缺少办学自主权，容易造成严重的教育问题。教育生态系统作为一个复合生态系统，其组成单元和生态因子之间相互联系、相互作用和影响，因此只要一方面出现问题，就会引起连锁反应，造成恶性循环，导致高职院校教育生态环境系统的失衡。

二、高职院校教育生态环境的教育资源生态危机

随着社会实践的不断发展，资源的内涵不断扩大。如今，"资源"指的是在一定社会历史条件下存在的，能够为人类开发和利用，在社会发展和经济活动中经过人类劳动而创造出财富、创造价值的一切要素及其组合。高职教育是高等教育系统中的一种层次的教育，高职教育资源是高职院校教育活动开展的基础，在高职院校教育生态环境系统中，资源主要由人才资源、物质资源和文化资源三大类组成。在这三类资源之中，人才资源是高职院校教育活动的根本和最终目的，物质资源是高职院校教育的物质基础，文化资源是高职院校的精神内核和灵魂所在，这三类资源彼此依托、相互依存，共同支撑着高职院校教育生态环境系统的能量流动和物质循环。但是，由于目前出现的大学生就业难、高等教育经费短缺、大学校园功利化等问题，造成了高职院校教育生态环境系统中的资源输入和输出存在严重的失衡问题。主要表现为：一是人才资源危机，高职院校既定的人力投入未产出与之相应的既定效益，人力资源使用不当造成了人才浪费，高职院校的人才资源主要是指学校的专任教师、教辅人员、管理人员、工勤人员和学生等组成的人才队伍。当前教师数量的不足和质量的不优；人才评价的不合理，造成优秀教师的流失；大学生就业困难等问题，都成为高职院校教育生态环境系统恶性循环的成因。二是物质资源危机。物质资源是高职院校教育生态环境系统存在的物质基础，高职院校教育活动的展开也必须建立在相对充裕的物质资源的基础之上，就目前调研的结果看，很多高职院校基本办学条件远落后于政府制定的合格标准，校舍面积、仪器设备总值、实习实训基地等等的投入远远跟不上逐年扩招的学生所需标准。三是文化资源危机。高职院校文化资源主要指的是与高职院校发展相关的科学、知识、观念、制度、法规政策环境、氛围等要素，例如学风、教风、考风和相关制度等构成的校园氛围，是学校不可缺少的一部分资源。当前出现的大学生诚信危机、校园功利化等问题就是文化资源危机的表现。无论哪一块资源出现问题，都会造成高职院校教育生态环境系统的功能退化。

第四节　解决新时代高职院校学生健康成长的教育生态环境问题的对策

人是教育活动的主体和客体，人类的进步、社会的发展与生态环境是密切相关的。将校园的教育活动整体比作生态系统，并把教育活动的相关方的相互关系及作用机理作为研究对象，为我们考察教育问题提供了一个崭新的视角。高职院校教育生态环境是一个开放的系统，它不断地与外部交换信息以达到动态平衡，同时内部各因素之间相互作用，互为因果，保持一个良性的链接和循环，推动着高职院校的可持续发展，就比如学校以自己的办学特色和办学热情为学生营造良好的育人环境，教育者还须带领学生一起开发教育生态环境所蕴含丰富的课程资源，最大限度地满足学生在最适合自己潜力的方向上获得最好的发展。

"教育生态环境"包含两层内涵：一是生态环境充满人性化。学校环境能充满人的主体精神，体现人的自我价值，容纳人的存在，尊重人的发展，发挥人的作用，人与环境深深交融，环境与人的一切心理行为活动密切相关。二是生态环境具有教育功能。学校环境能感召人的心灵、塑造人的秉性、规范人的行为、改造人的不良习性，具备育人功能。营造校园"教育生态环境"，就是要使学校的一墙一砖都有灵魂，一草一木都能说话，每个角落都能感悟，每个场所都能育人，使校园环境成为有教育意义的、有灵魂的、活的校园心理环境，起到"环境育人"的效果和作用。学校构想赋予硬件以生命，赋予软件以灵魂的思想。

从高等教育生态系统原理来分析，高职院校教育生态环境系统要得到良性循环，系统中的各因素或者各成分之间必须建立相互协调与补偿的关系，要使得整个系统处于稳定的"生态平衡"的状态，生态平衡是生态系统的一种良好的状态，是一种相对的、整体的动态平衡。高职院校教育生态环境系统要良性运转需要逐一解决破坏平衡的各因素，各相关方出现的问题。高职院校教育生态环境系统作为社会生态系统的子系统，与自然生态系统、社会生态系统的其他子系统保持着长期且紧密的信息交流。任何一个时期的任何一所学校，都不可能脱离外部干预，即统治者的力量和社会需求，统治者和国家机器需要学校回答"为谁培养人"的问题，社会需要学校回答"培养什么样的人"的问题，学校主要解决"怎样培养人"的问题。因此，高职院校教育生态环境问题的解决要从外部环境和内部环境两方面进行探寻。

一、高职院校外部环境因素优化

（1）强调政治权利在思想领域的"实位"与行政领域的"虚位"。大学是以学术研究、人才培养和社会服务为主要功能的组织，有着自身的发展规律。对于大学而言，"泛政治化""唯政治化"和"去政治化"都是不科学的，也是不现实的。大学中的党派政治权力，以不影响自主办学和学术自治为前提，要"虚位"于学校而不干涉学校的自主办学和学术自由，"实位"于思想领域，有效地占领大学的意识形态领域。当然，这种占领不是强制地灌输或是限制，而是以自身的"科学价值观"去发挥影响。

（2）进一步完善"党委领导下的校长负责制"的外部环境。党委领导下的校长负责制，"党委领导"是依法领导、集体决策，"校长负责"是依法管理，不断完善大学的法人法治结构。"党委领导"的重点是贯彻执行党的路线、方针、政策，坚持社会主义办学方向，是执政党意志在大学的体现，是党派政治权利的合理表达。从"党委领导"的工作范围来看，重在对思想政治工作和学校重大事项的领导，同时依法保证和监督赋予校长的各项职权，校长要全面负责学校的教学、科研和其他行政工作，依法行使职权。为此，上级党委和政府部门，对高校"党委领导下的校长负责制"要正确地理解和出台配套政策支持，切实保障"党委领导下的校长负责制"具有良好的外部环境。

（3）进一步转变政府职能，做好服务，建立服务型政府。实现政府与学校关系的重建，创新教育行政管理制度，并不是简单地放权或者扩大学校自主权那么简单，它不仅需要政府放权，更需要政府发挥自身应该发挥的作用，承担起自身应该承担的角色。政府部门和相关管理部门的主要职责是创造能使教育健康发展的良好环境。就如高职院校发展离不开政府的支持，生源以及教育资源等都是以地方政府教育目标及发展战略为主，以政府为主导形成职业院校教育持续发展及健康发展的政策，是实现高职院校在新时期发展下的主要外界条件。强化政府在高职院校发展中的职责，明确高职院校在高等教育大众化中的地位，从而改变社会对高职院校发展认识，促进社会发展中职业教育的舆论导向，从学历证书认定以及毕业生就业等层次转变社会对职业教育的轻视。基于现代化教育发展走向及需求明确高职院校教育的职责，政府应确保高职院校在教育发展以及办学政策中与本科院校处于同等地位，将高职院校作为高等教育体系发展的重要组成，实现专科、本科以及研究生各层次之间的教育体系、培训体系对接，从而提高高职院校发展的机动性，提高高职院校的教育活力；依法治教，依据《中华人民共和国职业教育法》要求落实职业教育政策，从办学主体明确到教育资源配置以及社会服务职责等，以健全的政府服务机构针对地方高职院校展开全面指导与政策保障，围绕劳动市场信息、职业研究、课程开发以及师资队伍建设等等，从社会服务职责入手完善高职院校办学体系，从地方劳动市场信息明确办学方向，以特色专业或者是特色教育方式，树立高职院校发展形象，以营造优良的舆论及政策环境。

二、高职院校内部环境因素优化

1. 创新办学特色

科学定位是要形成高职院校自身的办学特色，促进办学模式、教学模式以及管理模式的革新，明确自身发展思路、发展途径，从而准确把握自身的教育目标以及办学定位，办学性质，这是高职院校的基础立足点。在高等教育大众化背景下，实现科学定位是实现可持续、长远发展的基础。概括说来，高职教育培养目标的应用性，专业设置的职业性、适应性和灵活性，教学内容的实际针对性，教学过程的实践性，师资队伍业务要求的双重性，人才规格的复合性，办学途径与行业、企事业单位联系的紧密性等诸方面，统一构成了高职教育不同于传统高等教育突出的办学特征，高职院校只有准确定位，建立一整套严格的职教质量管理、监督体系，把握特征，办出特色，确保毕业生适应社会发展需要，才能保证其旺盛的生命力。

2. 优化办学路径

中国特色的高职教育必须将经济社会转型与产业升级的新要求与教学目标结合，促进人才培养供给侧和产业需求供给侧的改革、融合，坚持走"产教融合"的办学路径。因此，课程设置与产业需求相关联是前提，专业设置与产业结构相匹配是核心，但同时扩招的指标量应符合行业需求，尽量达到饱和。以产业转型升级发展为背景，注重实践专业技能既是高等职业教育特色课程编制的基本原则，也是其类型优势所在。加快完善产教融合目标教学评价体系，必须围绕教学资源优化、教学方式多元化、学生职业技术能力提升、丰富学校服务师生绩效评价指标体系展开。在产教融合的办学路径上，教学评价体系的改革，具有推动高职教育跨越式发展的作用。

3. 优化软硬件资源

高职院校教育生态环境要处于良性循环状态，就得保证环境内各要素能得到良性发展，比如相对优质的生源，在充满文化氛围的校园里，有优质的教学质量保障，有优秀的教师教学、专业素质高的辅导员的教育，学生在这样的环境中成长成才，那么一旦毕业走入社会，将会是政治觉悟"高"、职业素养"高"、专业能力"高"、创新意识"高"的技术技能人才；一定程度上满足社会对高技术技能型人才的需求。其中比较关键的要素有：一是要加大投入力度，提升高职院校办学条件。高职院校教学质量的保障必须加大硬件设施设备的投入，加强校园、校舍、学生住宿环境、实验实训设备、体育场馆等的建设，满足学生生活物质基础，保障高职学生对于实践动手能力的培养，有利于丰富学生课余生活。二是优化软件资源的质量。首先，在结合现有师资、实验实训设备、教室、宿舍等资源的基础上，应有规划、更加合理地安排课程、课表，开发个性化课程组合模块，使教学资源得到充分的利用，提高教学资源的共享程度，确保教学资源不稀释。其次，创新产教融合、校企合作机制，让学生在接受教育的过程中更加贴合企业发展的人才培养需求；针对生源结构的变化，创新性变革学校管理的制度体系，在教学、学生管理、思想政治建设等制度方面，推进"人性化"管理，开展学分累积式教学，为起点各异、目标有差异的学生搭建个性化成才之路。三是优化高职院校教学型人才引进策略，在发展过程中必须不断提高双师型、应用型人才的比例。以应用型、技术型人才目标及特点为主，积极探索多种途径塑造双师型队伍，提倡教师进企业以及企业技术人才进校等，以兼职和全职等各种方式吸引及鼓励专业顶尖技术人员、管理人员在高职院校担任讲师、教师以及技术指导员等职位，确保教师综合素质以及教学能力满足特色教学的需求，进一步推进人才培养水平的提升。

人类生态环境是一个包括自然环境、社会环境和规范环境在内的复合生态环境，那么教育生态环境作为人类生态环境的子系统也同样有其符合性，而教育生态学的方法就是"把各种教育机构与结构置于彼此联系、以及与维持它们并受它们影响的更广泛的社会之间的联系中，加以审视"。其目的就是通过分析各种教育生态环境因素与教育事业发展之间复杂的、动态的关系，揭示教育发展的规律和生态机制，探索优化教育生态的途径和方法。因此，我们在探索高职院校教育生态环境问题时，要从各环境因素出发，找到相互间良性发展的途径和方法。以上所涉及的就是高职院校教育生态环境的主要因素的问题对策。

第五章　新时代高职院校学生健康成长的开放性教育教学管理

第一节　新时代高职院校学生健康成长的开放性教学的适应性

我国经济发展过程中产业结构调整和技术的升级换代对人才的规格、类型以及素质提出了越来越明确的要求。应用型、技术技能型人才开始备受社会的欢迎，社会对高等职业教育的要求也越来越高。随着社会用人标准、生源数量及特点的变化，高职院校继续沿用传统的教育教学模式已不能适应当前形势，教学改革势在必行。一些区别于普通高等教育、符合职业教育特点的教学理念、教学方法和教学手段必将在高职院校中得以推行。开放性教学因其开放性、灵活性以及以学生为中心的特点更符合高职院校提升教学质量的需要，有助于高职学生提高动手实践能力，以适应未来岗位需求并提升整体素质；这种教学集中反映了高职院校的发展趋势，有助于推动高职院校教学全面、彻底地改革，也有利于产学研合作教育的切实践行；它能够促使高职院校向注重内涵建设的方向发展，为社会提供更多的具备职业素质以及人文素养的技能型人才。因此，当前在高职院校中推行开放性教学具有一定的适应性。以下从必要性、可行性以及紧迫性三个方面对高职院校推行开放性教学的适应性展开论述。

一、从高职院校三个阶段的发展看推行开放性教学的必要性

（一）推行开放性教学是高职教育向高级阶段发展的必然要求

我国高等职业教育的发展，大致经历了三个阶段，即初级阶段、中级阶段和高级阶段。

初级阶段为20世纪80年代至90年代。国家营造了大力发展职业教育的良好政策环境，职业教育的规模和速度获得了较快的发展，初步建立起以职业学校教育与职业培训为主的职业教育体系。但囿于当时的国情，绝大多数院校的办学条件十分有限，教学观念、教学方法以及教学手段较为落后，符合职业教育要求的师资队伍还未形成，学校运行管理不尽规范，缺乏职业教育办学的鲜明特色。进入21世纪后，由于社会的需要以及学校自身发展的要求，许多地方的一些中等专业学校陆续"升级"，社会上涌现了一批高等职业院校。但它们当中的大多数受原有办学层次和水平的限制，在教学内容、人才培养目标以及考核评价上仍未摆脱中等教育的特征，仍处于高等职业教育发展的初级阶段。

中级阶段是指20世纪90年代末至21世纪初，国家确立了教育结构调整的思路，出台了一系列重视发展职业教育的政策。许多地方为高职院校发展提供了较好的政策性支持。这些地方的高职院校的办学条件得到改善，教育教学观念亦有了明显提升，在实践中进行了符合职业教育特色的探索，拥有了一定数量的"双师型"教师，师资队伍从满足职业教育特色的角度来看基本达标；学校运行管理较为规范，形成了具有职业教育特点的管理制度。学校培养的人才，能够基本满足行业生产的需要，并得到用人单位和社会的认可。目前我国一批高职院校在经过20多年的发展之后，已经开始从初级阶段发展过渡到中级阶段。

高级阶段是指高等职业院校的办学条件十分完善，具有先进的职业教育理念以及符合职业教育特色的办学模式，教育教学实践具有一定的创新性。院校专业设置符合区域社会经济发展的需要，能够不断带动技术革新，在一些行业或产业中对生产技术的进步发挥了引领作用。坚持"以人为本"的教育理念，能为学生提供比普通教育更加多样化的课程类型，使更多的人找到适合自己学习和发展的空间。拥有众多高素质、"双师型"教师，师资队伍的水平和结构符合或超出了国家的标准要求，学校办学呈现出鲜明的职业教育特色，在区域内能够在一定程度上带动产业的发展。

从以上对处于不同发展阶段的高职院校的分析对比当中，我们不难看出，伴随着发展阶段的提升，开放性的教育理念以及教学手段发挥着越来越重要的作用。尤其在中级阶段后期以及高级阶段中期，开放性是高职院校发展水平的重要标志之一，亦是它们之所以发展到该阶段的重要动因。从初期较为简单的教会学生操作机器到后期的培养学生具备一定的职业素养，再到实现人的全面发展，开放性办学贯穿始终；开放性教学也正在逐渐成为高等职业教育的一大鲜明特点及发展趋势。因此，开放性教学是高职院校教学改革与发展的必由之路。

（二）开放性教学是新形势下高职院校师生向更高层次发展的必然要求

教师的发展可分为三个阶段。初级阶段的教师，其角色就是"教书匠"，仅仅简单地传授理论知识。中级阶段的教师就逐渐具有研究意识，能够在教学中有一定的创新能力。高级阶段的教师具有先进的教学理念、丰富的教学经验并掌握现代化的教学手段，是一定范围内的教学名师或大师。高职院校必须着力培养高水平的"双师型"教师，促进教师的发展。而教师的发展有赖于对教育科学以及产业技术发展的经常性学习与关注。

学生的发展也有三个阶段。在初级阶段，学生的主要任务是学习专业知识，掌握基础理论，主要学习方法是死记硬背；在中级阶段，学生在掌握一定的基础理论知识后，通过动手练习还可获得在实际工作中应用的技术技能；到了高级阶段，学生具备创新能力，能够在实践过程中发现问题、研究问题。没有一个开放性的教学环境，学生很难从初级阶段走向高级阶段。如果教学还只停留在"念书本、做习题"的阶段，高职院校的学生就学不到可运用到实际工作中的技能和素养。在开放性教学中，教师改革课堂教学模式，鼓励学生思考、创新，有利于学生不断提升自我，实现职业素养的提高。

二、从高职院校三个主体发展的本质看推行开放性教学的可行性

第一，高职院校发展的本质就是和社会产业高度融合，在客观上要求教学必须具有开放性。有学者认为，学校发展的本质就是学校的消亡。这一观点虽然有失偏颇，但却揭示了一个真理，即学校只有与社会高度融合，才能得到真正的发展。高等职业教育发展至今，已经与社会生产的联系更加紧密，使得它的教学内容就应该基于实际生产实践展开。学校与社会产业的这种高效融合要求高职教学是开放性的，与地区产业水平是同步或超前的。高等职业教育的协同性包括经济发展对职业教育的拉动作用和职业教育发展对经济的推动作用，

在两者的共同作用下，高等职业教育与产业发展便能实现协同性发展。高等职业教育只有与社会产业相互协调发展、相互支撑，才能提升劳动力素质，推动经济社会发展。高职院校发展的这种本质要求促使其办学主体在教学设计、实施、评价等各个方面都要以社会的实际需要为基础，从最根本的目的出发，推动高等职业院校的发展。

第二，教师发展的本质就是教师主体性的发展，突出表现在教学、科研等方面的创新型发展，只有推行开放性教学才能促使教师实现这种发展。教师要实现在教学内容、教学方法上的创新，就应该具有较高层次的视野、教育观念和教学策略。对于高职院校的教师来说，必须充分了解社会、市场以及企业的发展，应该积极走出去，走进企业、厂房、实验室，走出所在地区甚至走出国门。只有开放，教师才能够掌握最新的生产技术、教育理念，才能够了解并遵循最新的发展趋势，教学活动才能够有的放矢。同时，在开放、发展、提升的过程中，教师才能够形成实现自身价值的感受，才能获取教师这一职业给其带来的认同感、自豪感、幸福感。显而易见，给学生、教师更广阔的发展空间，可使师生在整个教育、教学过程取得更好的效果。

第三，学生发展的本质就是学生个性的发展，也只有开放性教学才能促使学生的个性充分发展。目前，在我国高职院校普遍存在的一种认识——高职生源质量差，学生不好教。这种偏见其实是没有对学生做科学、客观的分析造成的。我们只能说高职院校的学生有可能在智能类型上与本科院校的学生存在差异。这种可能性差异决定了两类教育的培养目标的不同——社会所需要的不同类型的人才。高职院校具有很强的跨界性，不能够再沿用以往传统的、一成不变的教学模式和教学方法教育学生。在高等职业教育过程中必须充分认识到这些学生的特点，抓住"人的发展"这个学校教育的第一要务，同时紧密结合"职业性"这一高职院校特点，根据他们的不同智能类型提供差异化的教育服务，以满足学生的个性化教育需求，完全释放他们的潜能与个性。

三、从高职教育改革亟待完成的三大任务来看推行开放性教学的紧迫性

（一）推行开放性教学是进行课程改革和教学改革的重要任务

目前，我国大部分高职院校在很大程度上仍然沿用着普通高等教育的专业设置类型以及教学模式，或者是本科"压缩饼干"式的课程体系，严重影响了高职院校的教学质量。高职教育从其本身属性来说，就是强调培养学生的应用性能力、动手操作能力等。因此，高职院校课程与教学的改革势在必行。高

等职业院校应该创建一种靠产业技术创新驱动课程改革的体系，促使教学内容适应社会需要，按照职业资格标准进行课程设计和实施。改变原有的学科体系设置，按照实际生产环节和步骤调整课程内容顺序及教学重点，同时进行职业文化渗透和技能训练。这就要求高职院校必须积极与企业、行业联系，紧密开展对接与合作，根据职业需要共同开发符合职业标准的课程。在教学中亦要采取开放性的手段与方法，改变原有的"重理论、轻实践"的教学模式，以学生为主体，鼓励学生主体参与。

（二）推行开放性教学是产学研高度融合的迫切任务

高职院校相比普通高等院校最明显的特征就是与区域经济产业的紧密联系，体现在教学上就是与企业、行业的高度融合，这是高职院校的本质属性所决定的。学校应积极探索开放性的教学模式，让课堂走出校园、把企业的老师请进学校，同时为学生提供"所学即所用"的知识和技能。把企业生产的真实环境引入校园或者把教学活动安排在车间、厂房，以实际的生产应用环节为教学内容，让学生以"当局者"而不是一名"旁观者"的角色参与到教学过程中。实现这样一种整合校园与企业资源的教育方式，就必然要求双方共同参与教育方案的制定以及实施。因此，在高职院校通过采取开放的教学模式来满足产学研高度融合的需要是一项非常迫切的任务。

（三）推行开放性教学是高职院校凝练办学特色的迫切任务

高职院校要达到发展的较高境界，就必须重视办学特色的凝练。但是自我国在20世纪90年代末期大力倡导职业教育后，大多数院校在一定程度上仍然停留在原有的办学思路与办学模式上。而开放性教学则能够改变传统的、被动的教学模式。高职院校应该首先从教学环境入手，创设真实的企业生产环境，把课堂延伸到企业、车间，使学生能够在真实体验中学到职业所要求的知识和技能。其次，在专业设置、课程开发、教学计划实施等方面结合院校自身专业优势以及区域支柱产业，采取灵活、开放的方式与企业、行业对接。最后，在开放性教学中还应注意与相关专业领域的大型企业联合，通过开发横向研究课题，充分利用学校的人员技术优势和企业的生产实践基础，推动产业技术创新，同时带动教学水平的提高。

第二节　新时代高职院校学生健康成长的开放性教学的基础建设

一、在开放办学中推进高职教育生态化

（一）如何理解高职教育生态化

生态就是生物与自然环境的协调关系。生物属于自然界，自然界给生物提供了适宜的生存生长环境，它们共同构成了一个和谐的生态环境。"生态"一词的内涵越来越丰富。人们把一切系统里健康、和谐、向上的状态都用"生态"来形容。生态学是研究生物与环境关系科学发展的学科。人、自然与社会三者的关系是生态学研究的重要范畴。生态平衡是生态学研究的一个重要问题。生态平衡理论认为，在一个系统里内外因素的结构与功能应该是有序、开放、和谐的。高职教育的生态化，就是要逐步形成可让高职院校和谐、健康、持续、开放、系统发展的环境。

（二）高职教育生态化的重要性

1. 高职教育生态化有利于高职院校获取最大程度的资源支持

高职院校的资源包括内部和外部两类资源。内部资源主要指高职院校内部的各种要素配置与组合产生的发展状态；外部资源主要指高职院校之外的各种社会力量与学院发展的关系状态。高职教育生态化作为高职发展环境最优化的目标，是一个日益转化的过程。高职院校只有在开放、有序的社会环境中才能更充分地获得发展所需要的各种资源。

2. 高职生态化会促进师生全面发展

在生态化的职业院校中，教师充分参与企业合作，学生也有更多的通过跨界合作实现发展的机会。生态化的高职院校里，管理民主，校园文化环境一流，教学开放高效，师生关系和谐友好，师生教学相长，共生互促，可实现最优化发展。

3. 有利于高职院校为社会做出自己的贡献

高职院校服务社会主要体现在四个方面：一是人才培养，这是最重要的服务；二是校企合作，为企业或其他社会机构提供科研与技术服务；三是文化服务；四是继续教育，从事社会培训。高职院校必然要服务社会，关键是服务社

会的广度与深度如何。在生态化高职教育里，高职院校与社会其他机构都是和谐、开放、互助的关系，这种关系会比以往任何时候都能够让高职院校服务社会实现最大化与最优化。

二、推进专业建设的开放性

（一）专业是开放教学的基层平台

开放性教学在推进的过程中，一般存在三个层面，即学校层面、院系层面和专业层面。在开放性教学初期，一般先在某一个层面落实推进。例如，如果是学院领导发起，则学校首先要在学校层面进行观念培训，设计相关制度，然后逐层推动。但由于专业是教学的基本单位，归根结底，必须落实体现在专业层面。高等学校一般是按照专业制定人才培养方案、安排课程、开展教学的。如果开放教学总是浮于学校与二级院系的层面，则说明开放教学缺乏深度，还没有真正落实。

教学项目和课程着重于培养成功的工作表现所需要的能力。应依据劳动力市场对职业素质能力的需求重新编排课程和评估。课程改革必须集中在提高能力素质上，比如学会如何学习、互动技能、交流技能、信息处理、解决问题能力、思考能力。发展大量专业技能必须专注职业和公司培训，即在工作实践中学习。在当下体力劳动和常规工作逐渐被信息知识取代的社会中，这些预备知识学习就是提高个人价值最重要的过程。

教学革新最重要的是开发基于劳动实际过程发展专业学习课程体系。学校分析企业和产业找出各个工作岗位的工作目标任务。针对各个典型工作岗位的任务建立学习场地，并配以相应的教学目标。学校评估通过教学手段，设计制作过程和操作过程，针对学生的知识掌握和运用进行专业评估。企业评估注重能力资格认证。评估标准基于教学评估，使得学校教学能持续并和行业需求保持一致，增加学生就业机会。

（二）如何将开放教学推进到专业

当前，受体制等客观实际的限制，专业这个层面工作权力比较小，掌握的资源不充分，对开放教学的认识群体差异性明显，因此在把开放教学向专业推进时，存在着一些困难。这就要求，改革一些传统的做法，按照现代管理理念推进此项工作。第一，重心下移。学校管理的重心应该在二级院系，要充分放权，使二级院系拥有充分的权限。二级院系在统筹管理的同时，应该给专业组织赋予推进项目的更大权限。第二，资源配置。专业组织必须拥有一定的人力资源与财力资源。只有资源配置到位，开放性教学才能落实到专业层面。第三，项目推进。这是现代管理的一种较为科学的做法①。

第三节　新时代高职院校学生健康成长的产学研合作教学

高职的培养目标是利用学校和企业两种不同的教育环境与教育资源，采取课堂教学与学生参加实际工作的有机结合，来培养适合不同用人单位需求的应用型人才。

（1）高等职业教育的教育坐标。首先，高职教育是一种教育；其次，它属于高等教育；最后，它属于职业教育。它具有高等性、职业性以及教育性。在教育坐标系中，它处于三横（基础教育、中等教育、高等教育）与三纵（职业教育、普通教育、成人教育）构成的坐标系当中最重要的位置，即最前面最上层的交叉位置，说明它在教育中处于十分关键的位置。

（2）高等职业教育的社会坐标。在教育、文化、科技、企业等社会事业的纵向结构中，教育属于基础性事业。在横向结构中（基础教育、中等教育、高等教育、高等职业教育），职业教育处于前排中间偏上位置，它连接着社会各项事业，是产学研的中坚力量，是为各行各业培养操作层面专业技术人才的重要阵地。这说明高等职业教育在社会运行中具有十分重要、不可替代的作用。

高职院校的产学研参与方式是以培养适应地方传统产业技术升级的高技能人才，需要根据产业的技术调整来相应革新自身的人才培养方案，在课程设置方面做出适应性调整，尤其是在实训设备上需要与企业的生产设备革新同步。因此，在这一过程中，高职院校必须深入企业展开调研，与企业在实训室的建设上采取共建合作的方式，校企共同开发课程、重新设计教学流程。

产学研合作的第一个阶段是校企合作，校中厂、厂中校，这在职业院校已经不是新鲜事了。一些校中厂在被高职院校孵化以后，形成规模与质量更高的企业。这样的企业会为产学研做出更大的贡献。第二个阶段是校企合作形成的

---

① 笔者在石家庄学院分管教学与科研工作时，由于人员较少，要求教务处与科研处实行项目管理办法，把工作按照主题、任务凝练成一些项目，这样人员就按照项目进行分工。实践证明，这种办法工作效率高，工作质量也高。

混合所有制二级学院。孵化出来的企业在行业里面产生了较大影响，职业院校可以与之形成混合所有制二级学院。当然，高职院校还可以与其他大中型企业共建二级学院。第三个阶段是集团化办学。

一、积极推进一般意义上的校企合作

借力发力——利用社会资源实现学院发展，这是学校教育的社会性问题。学校处在社会环境中，服务于社会，同时也不断获得社会的支持。只有把学校放在社会生活中，学校才能获得良好发展，学校培养出来的学生才具有很强的社会性。高职院校只要解放思想，就能获得必要的社会资源。相比较而言，高职教育具有比其他教育更强的社会性。为了培养适应市场需求的人才，我们就应当在一些课程上采用基于生产过程的教学模式。为此，寻求与大企业的合作共建就显得十分重要，在资源方面可以与企业共有共用，只有这样，中国的职业教育才可能办出真正属于职业教育的特点来。

职业教育校企合作，可以通过对协同创新内涵的把握和对自身优势的准确定位，通过建立学校教学与企业生产经营及科技研发紧密结合的灵活的体制机制，以科技和人才为结合点，在人才培养、科学研究、队伍建设等方面多方位、多途径地展开；可以针对行业产业领域的前沿技术问题，协同开展科研攻关和成果转化，不断提升企业的科技研发能力和竞争能力，提升职业院校的人才培养水平和主动适应区域经济发展的能力，改变以往企业只为职业院校提供学生实习实训基地，而职业院校则只是接受企业委托开展技术研究和咨询的传统合作模式，让职业教育校企合作育人模式更加充满生机和活力。

校企合作是职业院校培养人才的重要手段，随着经济社会和科学技术的进一步发展，校企合作、产教融合对高素质劳动者和技术技能人才培养的意义愈加重大。由于校企合作涉及多方主体，各方主体的利益需求有别、合作机制受限，实际运行中遇到诸多困难，多年的职业教育发展中，校企合作成果难以达到预期，尽管各级政府出台了一系列保障与激励性政策，但至今依然存在许多问题。如何有效解决这些问题，应该充分处理好"政府"与"市场"的关系，遵循市场规律，发挥政策的杠杆作用。

零和博弈或零和游戏，是博弈论的一个概念。零和博弈是一种非合作博弈，一方的收益与另一方的损失加起来等于零，双方永远不存在合作的可能。在这种理论看来，人们总会把自己的幸福建立在别人的痛苦之上。

在校企合作中，要摒除零和博弈，坚持非零和理念，以实现双赢为原则。

过去一些高职院校在校企合作中，没有充分考虑这一点，过分重视表面的合作协议，没有从双方共赢的角度考虑问题，致使合作未能走远。我们在产学研合作中，要充分倡导非零和理念，多站在企业与行业的角度考虑问题。从以往一些国家的成功经验来看，政府、行业、企业、学校的共同参与是职业教育校企合作的根本，缺少任何一方的积极主动，都将导致合作的失败。

政行企校合作是创新办学体制机制、完善校企合作运行机制的重要举措，是学校在政府部门主导下，与行业协会、企业实行联合办学的互利共赢新模式，实现信息互通、订单培养、政策共享。但是目前，高职院校在产学研用、协同创新过程中缺少创新性平台，加之校企合作过程中的利益分配机制不健全、信息不对称等诸多问题，使得目前的校企合作成效不显著，这也成了困扰职业教育改革与发展的难题。

因为有些地方政府的支持是不稳定的，它会随着政策的转变及其主政者的视野转移而产生断续，会带来强支持主导力量的非延续性。如此也带来了地方政府强力参与的产学研合作项目建设可能会出现初期大热到中期趋冷、后期不了了之的现象。因此，在高职产学研合作过程中，真正的主体应是学校和企业双方，政府所起的作用是给予政策支持并赋予相应优惠政策，在财政支持上保持延续性。

社会学交换理论认为，由于社会吸引，人们进入交换关系。互惠性的社会交换使人们直接产生信任与互动的纽带。在复杂的社会结构中起调节作用的机制就是存在于社会中的规范和价值。职业院校的跨界性必然要求我们一定要在办学中充分开展与社会其他行业和企业的互换。可以说，这种互换行为越充分，则互惠性越强，对职业院校的发展越有利。交换理论是我们积极推进跨界性合作教育的一个重要理论基础。交流互换也是开放性教育教学的体现，是师生发展的客观要求。高职院校与社会的互换主要体现在校企合作方面。石家庄职业技术学院这几年向企业派驻了十余名科技特派员，他们在企业技术革新中发挥着重要的指导作用。这一制度与做法加强了企业对学院的了解与信任，企业也给学院提供了一些参与研发的项目以及学生实习与就业的岗位，这是一种很好的互换。

（一）学院如何提高给企业的贡献度

高职院校只有努力践行产学研合作，充分体现跨界性，才能在办学上办出活力、办出特色。因此，对我们而言，不是要不要与企业合作的问题，而是怎样合作的问题。只有把双赢与贡献放在一以贯之的着眼点上，才能使合作走向永续、走向有效。为此，就要考虑校企双方各自的贡献度。学院贡献什么？企业贡献什么？按照双方投入的价值，产生与之相匹配的贡献度。过去更多地强调了单方面的贡献，实际是不对的。学院与企业都必须做出相应的贡献。作为学院一方，要实现与企业的友好、有效、持续合作，必须首先考虑自己对企业的贡献度。

第一是人才资源的贡献。这是优秀高职院校的一个优势，也是在产学研合作中，高职院校方面的一张王牌。当然，人才优势也是不断培育出来的。有了人才优势，高职院校就有了与企业合作的一个基本。第二是项目技术贡献。人才不单纯是一种人力资源，更是一种智力资源。智力资源必须通过具体项目加以体现。永远没有抽象的智力，智力是在解决问题中的智慧之力。第三是培训贡献。高职院校的教育培训优势相比企业也是非常明显的，我们要承担起对企业员工进行教育培训的责任。科学研究方面，高职院校的优势在于因其"工学结合、校企合作"模式的推行，高职院校与产业界一直保持频繁的互动与密切的合作关系，高职院校的科研工作者最了解企业的技术服务需求，且针对企业的科研服务途径最为多元化。因此，高职院校应以教师下企业锻炼，参与企业技术与产品更新讨论会，以科技指导员队伍建设等形式提供常规化的技术服务。第四是空间资源贡献。学校有土地、有建筑设施，可以在力所能及的范围内，给企业提供这方面的支持。第五是资金贡献。学校可以利用好国家政策，从学生学费里提取一部分资金让利企业，也可以通过设备支持来投资企业。

（二）订单式人才培养

1. 订单班的意义

一是订单班有利于实现校企合作教育。校企合作是一件不容易的事情，问题的关键是双方之间缺乏一个契合点，没有形成项目。从具体项目入手实现与企业的合作，从小的切入点入手往往会产生出乎意料的效果。订单班就是校企双方的具体切入点。二是订单班有助于实现毕业与就业零过渡。订单班教学将岗位教育融入课程当中，学生可以在课程学习中了解与理解岗位，培养他们较好的岗位适应能力、职业技能、职业道德。三是订单班实现了共赢。订单式人才培养可以实现学校、用人单位和学生之间的三赢。

2. 怎样办好订单班

首先，要重视学生就业并培养其职业素养。职业教育主要是就业教育，高等职业教育也是如此。高等职业教育一定要高度重视学生的就业。只有树立了较强的就业意识，学院才能在从人才培养方案到教学过程再到实习实训等各个环节上进行就业方面的教育。这是订单班设立的一个观念性前提。高职院校除了培养学生的专业能力，一定要重视培养他们的职业素养，要树立较强的职业素养培养意识，这也是办好订单班的又一观念性前提。其次，遴选大中型的、有一定社会担当的企业进行合作。如果合作的企业过小，那么其在接收学生就业方面的能力必然十分有限。同时，小型企业也很难提供高素质的人力资源参与订单班的课程开发与教学活动。最后，一定要在课程与教学两个维度上体现教育性与企业性。订单班必须建立在学院与企业友好合作的基础上，既要把学院在课程与教学方面的要求体现出来，又要在一定程度上安排企业所要求的课程。

（三）现代学徒制

现代学徒制对职业教育的发展有重要意义。在职业技术与发展过程中对现代学徒制的保护和保障是体现社会价值观的一种具体行为。国家相关法律支持、企业主动参与程度与现代学徒制发展社会概念的升华紧密相连。

现代学徒制发展的环境主要由四方面构成：政府、行业、企业及影响现代学徒制发展的外部环境的社会公共力量。存在的问题：第一，缺乏政府引导——政府管理功能缺失、缺乏完善的企业激励机制、资金保障机制需进一步完善；第二，企业参与势头削弱——企业对人才库意义认识不足、教育投资周期过长、人员培训周期长；第三，行业交流与合作薄弱；第四，社会价值认可度落后。

职业教育对现代学徒制的发展策略：一要有政府支持；二要引导企业重视现代学徒制人才培养模式；三要行业合作；四要社会认同。这些策略在国际范围内得到较为广泛的认可。

（四）企业项目主导与双核兼容的合作模式探索

1. 企业项目主导

所谓"企业项目主导"，是指依据企业生产项目的准备、施工、完成、验收等生产计划，整合企业和学院教育资源优势，制订专业教学计划，并以两个计划的融合推动课程编排、编制教材、专兼教师队伍建设等核心任务，由校企双方共同完成人才培养全过程的全新教育管理和教学组织形式，主要内容包括：

（1）"双师型"结构教学团队

组建"双师型"结构教师团队，是制订课程标准和顺利完成教材建设的前提条件。该专业一改过去教师队伍结构"一头沉"的状况，通过"内培"

"外聘"两条腿走路的方法适应企业对专业教师的需要。

这种结构的教学团队由于具有丰富的文化产业化产品转化经验，又有扎实的专业功底，因而有利于研究和探索项目制作过程中每个环节的知识与技能点，有利于以校企合作为中心探索高职创意型高技能人才培养新模式的教学改革，有利于通过完善教材建设和课程标准，进而构建出项目制作流程的阶段式课程体系。

（2）课程标准和教材建设

制订课程标准、开发优质核心课程是技术领域和职业岗位的任务要求，参照职业资格标准，建立课程标准、开发核心课程、规范课程教学、建立突出职业能力培养模式的基础。

2. 双核兼容

所谓"双核兼容"，其主旨是在教学全过程中，将教学的核心知识技能与生产项目的核心技术深度融合、互相渗透，创新教学内容。

（1）核心知识技能

所谓核心知识技能，是指建立高中毕业知识平台以外的，具有特殊性质的，技能型专业要求较高的理论基础知识平台。从知识建构理论观点出发，该专业以企业项目生产计划为依据，将专业目标和职业目标结合起来，确定职业能力、行动领域和学习领域。其中，又将职业能力分为专门技术能力和关键能力，将行动领域分列出若干任务和任务要求，将学习领域分列出知识组合群和整合课程内容。

（2）核心技术

完成核心知识技能整合，专业能力在企业运行中的核心技术要求便成了教学的主要依据。所谓核心技术，主要包括：一是通过与知名企业合作，分解项目制作过程中工艺、工具、标准等技术要求，提炼出关键技术内容；二是以企业专家组成的专业指导委员会为依托，研究行业发展方向和前沿技术的科研成果。核心技术研究是专业核心知识技能教学模式的基础，也是建立"企业项目主导人才培养模式"的重要依据。

3. 公司化的生产和管理

所谓公司化的生产和管理，其重点是通过公司化管理生产出合格的产品，通过公司化管理塑造出符合企业标准的专业人才。

二、努力发展混合所有制二级学院

混合所有制是经济领域的专业术语，探索发展股份制、混合所有制职业院校，将"混合所有制"引入职业教育领域，目的是进一步深化职业教育体制改革，调整职业院校产权结构，破解目前公办职业院校体制机制不活、办学动力不足和民办职业院校难以做大做强等关键问题，建立产教融合长效机制，充分放大国有资本的能效，发挥社会资本的鲶鱼效应，集聚各类办学主体、多种所有制资本参与职业教育办学，推动高职院校更好更快地发展。

目前国内高职院校混合所有制办学的探索可分为"大混合"和"小混合"两个层次。"大混合"是指国有资本与集体资本、私有资本、外资这三种资本中的一种或几种共同出资举办学校，在院校法人层面实现混合；"小混合"则是指学校内部二级办学机构层面或具体项目层面的混合。

寻利性是企业的一个显著特征，企业总会追求自己利益的最大化。而学院是事业单位，公益性是其显著特征。寻利性与公益性在表面上是一对矛盾。但从本质上而言，它们都是服务于社会的。社会服务性是企业与学校的共同本质，正是因为这种共同的本质，企业与学校可以实现一种合作，共同形成一种模式、一种平台，更好地服务于社会。双主体办学，混合所有制二级学院就是一种较好的模式与平台。混合所有制二级学院有利于深入推进产学研全面与深度合作。我们一直努力探索混合所有制二级学院的创建，它不仅可以解决土地面积不足的问题，更重要的是混合所有制二级学院有利于实现共赢。

三、促进职业教育集团化办学

现代职业教育作为一种特定的教育类型，横跨公共领域和市场，运行环境复杂，涉及多元主体且面临主体间的利益诉求差异，对它的治理自然不能简单地等同于一般公共事业管理和普通教育治理，需要建立一种有效的治理机制来应对发展需要，以实现社会多元主体共同治理职业教育的格局的目的。

建立职业教育集团是高职院校从中级走向高级的重要标志。第一，高职院校发展到一定阶段，要牵头搞行业标准。同时，在集团之内，不同的高职院校可以互相学习，优秀的职业院校可以起到牵头引领示范作用。第二，可以在混合所有制基础上形成职业教育集团。第三，领军人才、理事会制度、互惠互利是职业教育集团的关键要素。通过与行业协会的接触，笔者深感建立联盟与互动十分重要。

从协同创新的内部动力因素看，最根本的动力来源于共同目标的引导和共同利益的驱动。实践证明，产学研协同创新联盟的建立，是各创新主体"求同存异"的结果。从协同创新的外部动力因素看，最强大的动力来源于市场需求的拉动。市场需求是客观存在的，在生产经营、技术研发等方面发挥着基础性作用。

第四节　新时代高职院校学生健康成长的对外交流与合作办学

在文化全球化、教育全球化的今天，积极推进国际交流与合作成为高校生存与发展的重要途径之一。在国际化背景下，高职院校也要积极开展国际交流与合作，这是适应未来职业教育发展的方向和趋势，是高职院校在竞争中取胜的法宝，也是高职院校不断进行改革与创新的动力和源泉。

教学工作是提高高职院校教学质量的最终环节，也是关键环节。要实现高职院校教学质量的提升，创新教育教学模式是必经之道，唯有面向现代化，面向世界，面向未来，加大教育对外开放的力度，密切关注世界教育发展的大趋势，积极吸收人类文明的一切优秀成果，借鉴世界上先进的办学经验和管理经验，才能提高我国的教育的国际竞争力。

一、高职院校对外交流与合作的必要性

（1）对外交流与合作是提高高职院校人才培养质量的有效途径。当今和未来的竞争，说到底是人才的竞争。高职院校开展对外交流与合作，其实质就是提高人才培养的质量和水平。在经济全球化、知识信息化的时代，培养能够理解多元文化、善于吸纳人类一切优秀文明成果、具有团队协作精神和国际竞争力的素质全面的人才是高等教育发展的必然选择，也是高等职业教育面临的重要任务。所以，我国高职院校只有大力开展对外交流与合作，树立全球意识的教育理念，拓展人才对外交流与合作的途径和渠道，提升其自身的国际化水平，方可培养具有全面素质的高技能型人才。

（2）对外交流与合作是提高高职院校自身实力和办学水平的必然选择。对外交流与合作的层次与规模是衡量一所大学国际竞争力和社会贡献力强弱的

重要标志。众所周知，一所大学国际竞争力的强弱，最根本的是取决于大学所培养的人才的质量和数量。在全球化背景下，大力开展对外交流与合作关系到大学自身的不断自我完善、自我发展和国际竞争力的增强，因此，除了普通大学之外，高职院校也把对外交流与合作作为提升自身实力和办学水平的重要手段和途径。

（3）对外交流与合作是整体推进我国高等教育国际化的重要举措。高等教育在社会的中心地位已逐渐确立，各个国家对高校抱有的期望在逐渐增大。历史和现实表明，高校是一国经济社会发展和国家生存不可或缺的重要组成部分。在全球化背景下，高等教育国际化是实现高等教育强国的必然选择和要求，而开展国际交流与合作是实现高等教育国际化最为直接和最为有效的形式。从高等教育的子系统来看，高等职业教育占据并发挥着不可替代的作用。因此，我国高职院校开展对外交流与合作关系到我国高等教育整体国际化水平的提高与国际竞争力水平的提升。

二、高职院校对外交流与合作的特点

（1）外事工作发展迅速，出访人员构成发生变化。随着整个社会的逐步开放以及学习国外职业教育发达国家愿望的加强，高职院校的外事工作发展迅速，国际交流合作日趋频繁，各高校每年都派出考察团赴职业教育发达国家访问。此外，还接待来自美国、荷兰、英国、日本、加拿大、瑞士、德国、新加坡等国家的专家学者来校交流。出访人员的构成体现了行政与教学并重并逐渐向教学倾斜的特点。学校以教学为中心，各院校出访人员通常包括院领导、核心部门中层干部及教师。但是近几年，随着高职示范校、国家级骨干校建设的开展，以及各院校对教学质量、专业特色的关注，对骨干教师的培养和师资队伍的建设显得尤为突出。这一趋势也引导着国际交流出访成员构成的新动向。

（2）对外交流与合作的内容、形式逐渐深入，内涵不断丰富。对外交流与合作的发展不仅体现在数量上，更表现为内容和形式的深化。对外交流与合作不再局限于参观、语言培训，而是内涵不断丰富，更加关注职业教育的理念，将教学教法及专业建设、教师培训及专业项目提上日程。

（3）对外交流与合作的国家主要集中在欧洲及北美。目前，高职院校对外交流合作的国家相对集中，主要集中在欧洲、北美及澳大利亚，主要原因在于这些国家的职业教育发展较为成熟。每个国家的教育体系都有其各自的特点，只要能适应社会、促进经济社会发展的教育体系就是好的，所以在进行对外交流与合作的时候，可以更加开放，把眼光投向更广的范围。

三、高职院校对外交流与合作的形式

与国外院校进行合作。为促进国际教育交流，汲取国际教育的先进理念，提升高等职业教育水平，发挥办学资源的优势，部分高职院校与国外院校开展合作办学。办学形式主要包括：

（1）学历教育。一种形式为高职院校学生在本校学习1~2年后，到国外合作院校学习1~2年，获得两国学历。即"2+1模式"：前两年在国内职业学院学习，强化英语以及有关专业课程，符合条件者在第三年可去国外相关学院就读，成绩合格者分别由国内职业学院和国外学院颁发大专毕业证书。另一种形式为在国内学习，教师、教材、教学大纲主要由国外合作院校提供，获得本校和国外合作院校的学历。

（2）师资培训。主要是高职院校选派教师赴国外院校进行培训。国内职业学院与境外院校建立师资培训合作关系，在教师培训、专业建设、课程改革等多个领域进行广泛交流。

（3）引进国外职业资格证书。为贯彻教育部提出的"要办出一批具有国际影响力的高职院校"的精神，推动高职教育的国际化发展，探索中外合作办学的新模式，部分省市牵头开展了相关职业资格证书合作项目。引进诸如德国汽车机电师、数控切削师、机电一体化师、技术制图师、仓储物流师等职业资格证书。由几所高等职业院校作为项目学校，签署教育合作协议，承担培养任务，学制3~5年，加快了为国内培养具有国际竞争力的高技能人才的步伐。

四、高职院校对外交流与合作的困境

（1）重视程度不够。从国际一流职业院校来看，无论是国家层面还是学院自身，都十分注重对外交流与合作。它们不仅具有国际化的办学理念和目标，国际化的师资力量和全球化的课程设置，而且更为重要的是它们都不同程度地设置了专门的对外交流与合作机构和组织，并有专门的人员负责。然而，笔者通过对我国高职院校调查发现，近30%的院校未设立国际交流中心或者外事处等对外合作与交流的行政机构，即使在设立了这些机构的院校中，也有相当一部分没有专门的管理人员，或者是没有开展相关工作。

（2）对外合作与交流的范围不够广、层次不够高。对外合作与交流，应该是世界文化的多民族交融，在保持自己特色的同时吸纳其他民族的闪光点，

在凝练自身的同时把本民族的优秀文化推向世界。然而，从对外交流与合作的范围来看，调查显示，我国高职院校的对外交流与合作对象，大都集中在亚洲地区，而与德国、澳大利亚等高等职业教育发展已经趋近成熟的地区和国家的交流与合作非常有限。与此同时，尽管我国部分高职院校不同程度地开展了对外交流与合作，但交流的空间和交流次数有限。

（3）没有建立长期、有效的合作机制。建立长期、有效的合作机制是确保对外交流与合作的根本保障。而我国高职院校普遍存在协议合作高校不多，没有长期的合作伙伴等问题。唯有北京、浙江等的为数不多的几所高职院校对外交流合作发展比较好，在弘扬自身文化，提升自己理念等方面取得了较好的成效。而在双方学位合作、师资交换、开展学生交流、师资职业发展以及互派留学生等方面建立长期的可持续的伙伴关系则更是任重而道远。

五、高职院校对外交流与合作的发展对策

经济的全球化带动了文化与教育的全球化，也要求高校培养高水平高素质的人才。在当今世界要办好一所大学，最重要的有三条，第一条就是高等学校办学要开放，要走国际化道路。

（1）拓宽渠道，探索对外交流与合作的新思路。香港科技大学成立于1991年，短短十几年，已被多种大学排名机构评为世界前50名，凭借的就是开放式办学方式和国际化的办学理念。它在全世界招聘人才，吸引学术精英，核心部门很快建立起来。当然它背后有香港政府部门的强大财政支持，这在一般学校是做不到的。但这种开放的、国际化的办学理念是值得借鉴的。高职院校由于自身条件及政策等多方面的限制，不能像本科院校、重点高校那样宽领域、大规模地开展国际交流工作，但仍可以根据自身优势与特点，根据社会市场需求，制定对外交流与合作的规划，有计划有步骤地拓宽外事工作思路，使对外交流合作的形式和途径更加灵活多样，如选聘国外优秀的专业教师作为荣誉外聘教师授课，建立有外籍职教专家参与的专业技术委员会等。

（2）外事工作专业化。在中国现有的国情下，外事工作需要多方面的沟通和协调，"外事无小事"，外事工作责任重大，对工作人员的政治素质、责任心、语言能力、沟通能力、对政策的熟悉和把握能力等多方面都有过硬的要求。目前，部分高职院校已经建立起国际交流合作处、国际教育学院等外事部门，没有建立专职外事机构的院校在进行长远规划时，可根据实际情况，适时考虑机构及人员的专业化，只有这样，才能集中全力开展内容更为丰富、形式更为多样的对外交流与合作工作。

（3）根据社会需求与政策，适时"走出去"。高校承担着教育、科研及服务社会的任务，在服务与劳动力市场全球化已逐步形成的背景下，须根据经济发展需求，通过多种方式培养适应劳动力市场的学生。首先，开展多种形式的学生对外交流。可以组织学生到国外进行短期参观学习或夏令营活动，提高学生的语言交流能力及对跨国文化的认知度。可以选择与本校处于相同层次的国外职业院校进行合作，联合培养学生，学生在完成基本专业知识的学习后在经济条件允许的条件下，到国外院校学习语言及技能，获得本校毕业证书的同时取得国外学校的结业证书或培训证书。其次，学者交流访问。加强对教师的外语培训，选派优秀教师、学者到国外院校进行访问、学习、交流、讲学，既可以学习国外职业教育的教学理念与方法，也可以对中国教育的特色进行宣传，就中国的传统文化、汉语等内容举办讲座。

（4）发挥优势，对国外院校、单位实施"引进来"。首先，推广汉语教学，发挥专业优势，开拓留学生教育。随着中国在世界影响力的日益提升，汉语、中医等中国特色文化受到越来越多外国人的青睐，留学生也成为教育主管部门及各级学校日益关注的群体。与本科院校留学生教育相比，高职院校留学生教育尚处于开创期，没有足够的经验和先例可循，加上留学生数量不多，且培训时间较短等因素，给高职留学生教育的发展带来了一定的影响。基于对新形势下教育国际化发展趋势的认识与思考，具备接收留学生资质的高职院校应推广汉语教学，针对留学生开设特色专业，如对外汉语、中医、涉外导游等，可以尝试在自己的优势专业接收亚洲发展中国家（如越南、朝鲜等）的留学生，积累经验，循序渐进地开展留学生教育。其次，接收国外院校学生交流、短期学习。目前，一些高职院校不具备接收留学生的资质，但是他们拥有先进的实习实训设备，具有独具特色的专业，可以利用这一优势，接收国外学生来校短期学习、交流，进行工科实习实训等，为本校学生创造学习外语的氛围，使其开阔视野，接受多元文化熏陶。

积极发展对外交流与合作已经成为当今高校发展的重要任务之一。这项工作任重而道远，各高职院校需要考虑自身的条件，把握发展的度，通过对外交流与合作，提升学校的办学水平。

第六章　新时代高职院校学生
健康成长的教师资源管理

第一节　新时代高职院校教师应具备的基本要求及其作用

一、高职院校教育的特征

现代教育与传统教育的根本区别在于它们的服务对象不同，传统教育是面向部分人甚至少数人的教育，是在优选基础上的培养和训练，本质上是精英教育；现代教育是面向全体，至少是面向绝大多数人的教育，是立足于尊重主体权力基础上的开发，是普及教育、大众化教育。现代教育体系是相对于传统普通教育体系而言的，职业技术教育是现代教育体系的重要组成部分。传统教育普通的本质特点是学术本位、学科导向，按照知识体系的形成过程和发展方向来系统设计各个层次的教育内容，相对地忽视行业、职业等社会需求，忽视各类社会成员的个性发展的不同需求；而职业技术教育则是在现代经济与社会的快速发展中应运而生、蓬勃成长起来的新的教育类型，体现了对社会需求的适应性。

高职院校教育的特征可以概括为培养目标的应用性、课程设置的职业性和教学过程的实践性。

（一）培养目标的应用性

高职院校教育的目的是解决地方经济和社会发展对生产、管理、服务为第一线应用型人才的需求。高职院校教育培养目标的应用性体现在两个方面：一是开设的专业大都是地方经济比较急需的专业，培养人才的类型、规格适应地方经济和社会发展的实际需求；二是培养目标上强调学生应用知识的技能和解决实际问题的能力。在培养方式上强调理论与实践相结合，强调教学做合一。在培养过程中强调企业的积极参与，要求学院与企业加强联系。

（二）课程设计的职业性

作为导向就业的教育，高职院校教育必须针对一定的职业范围；作为学校教育，它又必定不同于职业培训，学生必须有较强的适应未来发展的能力。因此，高职院校教育的专业设置不是从学科出发，而是从职业岗位的需要出发，根据职业岗位的特点安排教学和课程，培养具有综合职业能力和高素质的直接面向生产、管理、服务第一线的实际工作者。学生在校期间完成上岗前的实际训练，毕业就能顶岗工作。

（三）教学过程的实践性

高职院校教育的课程设置主要是从相应的职业岗位或者相应的技术领域的要求出发，按照这类人员应具备的理论知识、实践技术、专门技能和全面素质来设计的。

以上高职院校教育的几大特征决定了在发展高职院校教育上必须走与普通高等教育不同的路，因此在分析高职院校教育系统中的教师时也应考虑到高职院校教师的特殊性。

二、高职院校教师的特殊性

由于高职院校教育的特殊性，高等职业技术学校的教师同样也表现出他们与普通高等教育教师的不同之处。除了要掌握本专业的技术技能外，同时他们的劳动也有其自身的特殊性。

（一）劳动的复杂性

1. 教育对象的复杂性

高职院校的教育对象主要为普通高中毕业生，同时也包括部分中等职业技术学校的毕业生和相当于高中文化程度的从业人员。他们在校期间，不仅要学习文化知识和专业技能，还需要掌握一定的劳动技能和生产技术，参加一定的生产劳动。由于学习的需要，他们接触社会和各种事物比较广泛，需要处理的人际关系也多，与同年龄人相比，思想意识和心理状态更为复杂，在一定程度上表现出成熟较早的特点。

2. 教学内容的复杂性

高职院校教师既要教学生科学文化知识，又要让学生掌握专业理论，还要使学生在实践中获得技术技能，同时还要对学生进行职业道德的教育。

3. 工作时空的复杂性

高职院校的教师工作的时空范围不只限于课堂和学校，还经常奔走于车间和田野。

（二）工作的创造性

高职院校教育的特点之一是地方性。由于我国各地区经济、发展不平衡，这就要求高职院校不能按照一个模式来发展。必须创造性地根据当地的需要和特点，不断探索适合本地区需要的办学模式。高职院校教育的生产性很强，而社会生产又是多样的，这就必然要求高职院校的教师工作具有较高的创造性。

（三）任务的多变性

首先，随产业结构的调整而不断变化。随着生产力的发展，职业分工的不断变化，产业结构需要不断调整，高职院校的教师的工作，必然要随着产业的调整而经常发生变化。

其次，随科技的进步而不断变化。科技进步使新知识、新技术层出不穷。当前，科研成果转化为直接生产力的速度大大加快，一些重大发明转到实际生产的周期越来越短，产品的更新换代相应加快。这就迫使高职院校的教师要不断地学习，掌握新的科学知识和技术技能，并应用于教学和生产实际。

（四）脑体的综合性

高职院校的教学工作是一个有机的、相互联系的整体，有时需要通过脑力劳动来完成，有时又要通过体力劳动来完成。这就要求高职院校的教师必须从学院的整体出发，综合性地思考问题与处理问题，做到相互衔接、相互配合，才能提高整体效益。因此，高职院校的教师是融脑力劳动和体力劳动于一身的综合型劳动者。

三、高职院校教师应具备的基本要求

高职院校教育的基本特性决定了从事高职教育的教师应具备以下基本要求：

第一，必须具有较高的政治素质和思想觉悟水平，有强烈的事业心，热爱高职教育事业，热爱自己所教的专业。热爱学生，在道德修养等方面严以律己，为人师表。

第二，必须具备探索创新能力。探索创新能力是观察、思维、想象、分析、研究以及创造等多种能力的集中表现，探索创新素质的高低将直接影响教学的效果。为此，高职老师要探索高职教育理论，熟悉职业岗位（群）对人

才知识结构、技能结构的要求，能按照职业能力，开发出新的教学体系和新的课程内容。

第三，必须具备获取使用信息的能力。知识经济时代是瞬息万变的时代，网络化的普及和知识的革命与更新加剧，信息的获得、加工处理和应用能力是教师的基本功。为此，教师必须及时获取所教专业领域内的新知识、新理论、新材料、新工艺、新技术，并经过选择、加工、提炼、综合后，及时地融入教学之中，传递给学生，使学生逐步形成这种能力。

第四，必须具备专业实践的能力。高等职业教育是培养学生职业能力的教育，必须培养学生具有较强的实践技能。为此，教师要具有较强的动手能力和生产第一线解决有关技术方面疑难问题的能力，能在生产现场动手示范，指导学生掌握生产技能，并具有开发新项目从事科研、技术服务的能力。

第五，必须具备合作共事能力。现代教育要教学生学会认识新事物、学会做事、学会共同生活、学会生存。为实现学生的四个"学会"，教师要首先做到"四会"。教师应具备合作共事能力，善于与人合作，善于借鉴和使用同事的知识和专长，以相辅相成。教师应在协调学校教学、参与学校专业开发、课程开发等方面发挥更为积极更富创造性的作用。

第六，必须具备较强教学能力。除了具有教育学、心理学方面的基本理论以外，还要求教师掌握现代化的教学手段，能采用幻灯、投影、音像、多媒体设备以及计算机辅助教学、仿真模拟等技术，有效地提高教学质量。

四、高职院校教师的重要作用

随着市场经济的日渐深化，职业教育作为教育与职业的结合点，对劳动者素质的提高，对促进经济的发展，在社会主义现代化建设中，愈来愈发挥着重要作用。在市场经济条件下，如何最大限度地发挥职业教育的经济效益和社会效益，教师发挥着至关重要的作用。在新时期，建设一只具有高尚的师德修养，良好的业务素质，稳定合理的结构，强烈的竞争意识的教师队伍，是大力发展职业教育的根本措施。职业学校教师队伍的建设，是新时期发展职业教育的关键问题所在。

振兴民族的希望靠科技，科技的发展靠人才，人才的培养靠教育，教育的关键在教师。在大力弘扬"科教兴国"的今天，高等教育面临大发展的良好机遇，在各校扩建、合并、升格过程中，建设工程项目纷纷上马，进展较快，但师资队伍建设却相对滞后，已成为制约发展的"瓶颈"。尤其是职业技术学院为了上层次、快发展，急需建设一支结构合理、素质优良的教师队伍。但现实状况是教师学历层次较低，科研能力不强；校园学术气氛不浓，与外界学术交流不畅，信息较闭塞；引进高层次教师较为困难，优秀教师流失较严重，尤其是落后地区更为突出。如何加强师资队伍建设已成为新成立的职业技术学院重中之重的工作。

第二节　教育生态环境下新时代高职院校师资队伍建设探索

一、教育生态学对高职师资队伍建设的审视

（一）限制因子对高职院校师资队伍的影响

教育生态学中的"限制因子"就是达到或超过生物耐度的因子。在教育生态学上将自然限制因子扩展到社会因子、精神因子。对教育生态系统，最主要的因子是能量流和信息流，能量流不足或低于基本需求时，会限制教育的数量和质量的发展。当然，限制因子多种多样，要看到它的客观限制性，要重视它、分析它，不断排除非限制因子的作用和影响，教育就会发展得更快更好。

在高职院校师资队伍建设中，如果教师的数量不足，或者教师的质量不高，或者教学经验丰富、教学水平高的教师都分布在一所学校或一个地区，教师梯队出现"断层"，都会影响教育的实施和开展，当然会影响到高职教育的数量和质量的发展。

（二）耐度定律和最适度法则对高职院校教师队伍的限制

耐度定律是指一个生物能够出现并且能生存下来，必须要依赖于一种复杂条件的全盘存在。如果要使一种生物消灭或灭绝，只要使其中的一个因子超过它的耐度，就可达到上述的结果。在教育生态系统中，教育发展的数量、规模和速度必须在国民经济承受的范围内，否则即使发展了，还是要退下来。量力而行、尽力而为是符合耐度定律的。教育生态的个体、群体，在自身发展的一定阶段上，对周围环境的各种生态因子都有自己适应范围的上限和下限，在此范围内主体能够很好地发展，否则将走向反面，这就是教育的最适度法则。

高职院校教师队伍建设的规模、速度必须建立在高职教育发展承受的范围之内，建立在每位教师所能承受的范围之内，其发展必须有自己适应范围的上限和下限，这样才能充分调动每位教师的积极性和主动性。

（三）教育生态链法则对强化高职院校教师整体效应的作用

在生态系统里，生物间的营养关系常常不是简单的直线关系，而是复杂的网络，形成生态链。在教育生态系统中，与自然界的生态链不同的是，它不仅有基于能量流传递摄取的关系，更多的是知识流的富集关系。不仅有横向的，更有纵向的，还有纵横交叉的。

高职师资队伍建设也并不是独立存在的，而是与自然环境、社会环境息息相关的。必须强化教师队伍的整体效应，创设良好的高职教师工作的内外部环境。

（四）花盆效应对增强高职院校教师的科研创新意识的影响

花盆效应。花盆里栽不出万年松，花盆是一个半自然半人工的小生态环境，在空间上具有局限性，因此在花盆内的个体、群体一旦离开此小生态环境就会失去生存能力。父母对孩子娇惯、溺爱，就会使孩子在生长过程中出现花盆效应；同样地，封闭的、半封闭的教育系统或群体，使学生脱离现实生活，从书本到书本的学习也会使学生产生花盆效应。这一原理在教育学上是一直受重视的，但从生态学的角度去分析，就提高了高度，并有可能走向定量化。

高职师资队伍的建设和提升不能局限于高职教育内部，而应该"走出去"和"请进来"，增强教师的科研创新意识，从而促进整个队伍的发展。

二、高职院校师资队伍建设生态环境的影响

师资队伍建设是一项系统的工程，工程建设又是一个动态的过程。在这个动态的建设过程中，内外部环境因素（包括自然的、社会的、规范的、生理的、心理的）变化对师资队伍建设都起着重要的作用。因此，认识和分析师资队伍建设的环境的内涵与特点，并正确处理师资队伍建设与内外部各环境因素的关系，对于加强高职院校教育师资队伍建设具有十分重要的现实意义。

师资队伍建设环境，从宏观上讲可以分为生态环境和政策（或规范）环境两部分，一个是内在的，一个是外在的，二者相互作用、相互促进，共同影响师资队伍建设。

所谓师资队伍建设政策（或规范）环境，按照组织管理学的一般原理，任何组织的建设和管理，都离不开组织规范、制度约束和政策激励，而组织规范、制度约束和政策激励又是影响组织效能发挥的主要因素，这些来自社会的、组织的规范就构成了一个师资队伍建设的政策（或规范）环境。制度规范是否公正、合理（特别是关系到教师切身利益的诸如专业技术职务晋升、

专业技术水平的提高以及相关利益的分配等政策规范）、奖励政策和激励机制是否到位和具有操作性，不仅影响到师资队伍的稳定和教师团体生态情感智力水平，而且影响到整体教学工作的开展。政策（或规范）环境虽然是师资队伍建设生态环境的外部因素，但作为一个重要的条件，其对师资队伍建设的作用不能低估。

所谓师资队伍建设生态环境，按照教育生态学的原理，师资队伍建设是一个生态系统，教师的数量、质量、梯队结构、学缘结构以及团体生态情感智力水平是这个生态系统的主导因子，也构成了师资队伍建设的生态环境。教师数量的不足或过剩、教师质量的不高或教学经验丰富、教学水平较高的教师过于集中、教师梯队出现断层、学缘结构过于单一以及教师团体生态情感智力水平较低（教师间缺乏协作精神、团体凝聚力、团体士气、团体物质和精神价值取向和良好的人际关系）都会影响教学工作的开展和高素质队伍的建设。师资队伍建设的生态环境实际上就是指对师资队伍建设构成影响和制约的由教师队伍自身所形成的一系列自然的、生理的和心理的等综合因子，对师资队伍建设起着内因的作用。

第三节　新时代高职院校师资队伍建设的和谐生态环境构建

和谐合理的高职师资队伍建设的生态环境，应包括适度的教师数量（生师比）和合理的教师队伍梯队结构以及优化的学缘结构和良好的团体生态情感智力水平。

一、摆脱限制因子的束缚，调整师资队伍

在教育生态系统中，几乎所有的生态因子都会成为限制因子，都会起限制性副作用，只是所起作用的程度大小不同而已。师资队伍建设是一个生态系统，教师的数量、质量、梯队结构是这个生态系统的主导因子。因此，如果教师的数量不足，或者教师的质量不高，或者教学经验丰富、教学水平高的教师都分布在一所学校或一个地区，教师梯队出现"断层"，都会影响教育的实施和开展。所以，要想提高教育水平和质量，就必须从主导因子入手，做到：

（一）对教师的招聘和任用

坚持"能者上""贤者上"，坚持"客观公正"，为了培养优秀的教师队

伍，首先要把好招聘关，对人才宁缺毋滥。在用人上坚持优秀者皆为所用，皆能重用。

（二）拓宽"双师型"素质教师队伍的来源渠道

按 1/3 的教师来自学校、1/3 的教师来自社会，1/3 的教师来自企业，构建"双师型"教师队伍。这首先就要打破师资来源以高校毕业生为主的传统观念，政府应出台相应政策，鼓励并帮助社会上各行各业中的优秀人才到高职任教，充实教师队伍。

二、遵循耐度定律和最适度法则

充分发挥每位教师的积极性，使其达到最优化高职师资队伍建设，也要遵循其最适度的原则，才会充分发挥每位教师的积极性。因此，须做到以下几点：

（一）运用经济杠杆和奖罚制度来激发广大教师的工作积极性和工作热情

建立教师奖励工资制，以此激发他们的自主性，使其发挥最大的耐度。对奖励工资的考核坚持公平公正的原则，真正做到"多劳多得，优质高酬"。让更多的人看到"有付出就有回报"，让"少得者"从自身寻找不足，挖掘自身的最适度的耐度。

（二）创造条件，发挥教师的主动性和创造性

学校可以向教师提出挑战性的任务，比如：解决教育教学上的难点，让他们发挥聪明才智去寻找解决的方法；可以让教师在力所能及的范围内承担多样化的工作，满足其智力上的多方面需要；还应该引导教师参与学校的各项工作的管理，给他们充分发表自己意见的机会。

三、根据教育生态链法则，强化整体效应，创设良好的内外部环境

高职师资队伍建设也并不是独立存在的，而是与自然环境、社会环境息息相关的。

（一）加大宣传力度，创造良好的内外部环境

我国加入世贸组织后，高等职业教育的任务越来越重，作用越来越突出，它肩负着为生产、建设、管理、服务等第一线培养高等技术应用性人才的使命。这就要求我们与时俱进，开拓创新，明确高等职业教育在整个高等教育中的性质、地位、作用，加大宣传力度，转变人们鄙视高职教育的思想观念，尤其政府部门除了加大投入外，还要为高职教育的健康发展创造良好的内外部环境，不断提高全社会对高职教育的认识。

（二）创设一个和谐的工作环境和舒适的生活环境

首先，要加强高校管理服务意识，努力解决教师的后顾之忧，提高教师的待遇，改善教师的住房条件；其次，各级领导干部要与教师加强交流，全社会上下形成"尊重知识，尊重人才"的共识，真正树立起"尊师重教"的良好社会风气，为广大教师创设一个和谐的工作环境和舒适的生活环境。

（三）继续加大对高职教育的扶持力度

政府应进一步给予高职教育一定政策，在资金上大力扶持，使得学校有能力提高教师待遇，设立教师激励基金，重点向一线教师倾斜，提高教师科研及进修经费，鼓励教师尤其是青年教师参加实际生产、管理锻炼、外出进修，以全面提高教师整体素质。

（四）避免花盆效应

避免花盆效应，增强教师的科研创新意识，从而促进整个队伍的发展对于高职师资建设而言，就要做到以下几点：

1. 加强教师之间的国际交流

即采取"走出去，请进来"的方法。"走出去"就是有计划地选派教师到国外进修、访问、讲学、搞合作研究，是高职国际化的重要内容。知识是无限的，但每位教师的知识是有限的；知识是无地域界限的，但每位教师的知识是局限在一个狭小的地域内的。因此，只有通过相互交流，才能相互促进，相互提高。近年来，我国的许多高校派出大批的教师到国外访问、进修，大大提高了师资队伍水平。"请进来"就是请国外的专家、教师到中国来讲学，参加学术讨论。有些高校还与外国的大学合作办学校、办专业，把外国的教材、教师都引进来，产生了比出国留学还要好的效果。

2. 制定科学的师资培训、培养制度，突出职教特色

首先，政府师资培训机构应把促进现有师资由单一型向复合型转变作为工作目标，针对以能力为核心的职业教育模式对师资的总体要求开展有关教育思想、专业知识与技能、方法论与教学法方面的培训；其次，根据职业教育改革与发展对师资的总体要求，改革培养师资的课程结构及教学模式，突出职业教育特点。

3. 重视培养教师的创新能力

为培养创造型人才，我们要求教师增强创新意识，提升创新能力，并把创新教育贯穿教书育人之中。

（五）改善高职院校师资队伍的学缘结构

学缘结构主要是指一所高校全体教师最后学历的毕业学校的构成状态，或是来源的构成状态。来源广泛的学缘结构是优化的学缘结构，来源单一的学缘结构是不良的学缘结构。高职院校师资队伍学缘结构的单一化，不仅影响教师队伍中多学派、多学术风格之间的交融和交流，造成学术科研气氛沉闷，同时，在教学上也会因缺乏直接的切磋而使教学方式、教学方法刻板单调，最终导致教学、科研缺乏创新，学术思想趋于僵化，学科的发展也走向凝固化。而广泛的学缘结构不仅有利于活跃学术气氛，给教学科研注入新的活力，同时还可汇集各方之长，使教师队伍的整体效能得到充分的发挥。

（六）充分发挥团体生态情感智力在师资队伍建设中的作用

现代情感智力理论认为，情感智力的内涵可以从"对象"和"操作"两个维度来分析，"对象"是指情感智力的内容，由内省情感智力、人际情感智力、生态情感智力三个主要因素构成；"操作"是指情感智力的活动方式，由感知和体验情感的能力、表达和评价情感的能力、调节和控制情感的能力三个水平组成。情感智力是感知和体验、表达和评价、调节和控制自我情绪、人际情绪和生态情绪的能力。生态情感智力则是指在人与环境互动的情景下形成的情绪环境和环境情绪所做出的情绪与行为反应的能力。作为团体中的人，其情绪行为表现必须要与所处的实际环境相协调，个体情绪反应受环境情绪的感染，而团体成员的情绪与行为的变化又形成一种新的生态情绪。这种人与人、人与环境、环境与人的反复互动，就构成了一个动态的社会生态情绪。生态情感智力对个体所能辐射的人际关系质量起着重要作用，对人际社会生态感情有监察、调动和控制的作用。团体中个体成员的忠诚感、义务感、责任感荣誉感、归属感、奉献精神、同甘共苦精神以及价值取向和态度等都与团体生态情感智力水平息息相关。因此，研究和认识社会生态情感智力并将其应用到师资队伍建设中去，具有十分现实的意义。

现代教育中，教育过程的完成和教育目标的实现，非教师个体能完成的，它凝聚着教师集体的心血。要确保教育过程的圆满完成和教育目标的顺利实现，教师队伍的团体协作精神、团体凝聚力、团体士气、团体和谐的气氛以及团体的物质和精神价值取向等团体生态情感智力因素至关重要，充分发挥教师队伍团体生态情感智力的作用，不仅关系到教育目标的实现，而且直接影响着教师队伍的稳定和整体素质的提高。

发挥团体生态情感智力在师资队伍建设中的作用，主要应从以下几方面着手：

一是树立科学的办学理念，以正确的办学指导思想凝聚人心。团体对成员有无吸引力或成员对团体有无向心力，是衡量一个团体是否具有凝聚力的标志，团体凝聚力不仅对组织的整合发生作用，同时还对团体工作效率产生重大影响。团体凝聚力强，成员就会自觉保持一致，整合性就强，成员间的吸引力就会牢不可破；团队凝聚力弱，成员就会各行其是，群体一盘散沙。高职院校师资队伍的团体凝聚力来自学校科学的办学理念和正确的办学指导思想。树立科学的办学理念和确立切合实际的办学指导思想是形成师资队伍团体凝聚力和共同价值取向的重要途径。

二是弘扬和倡导奋发向上的团队精神，以和谐的人际关系来充分发挥师资队伍集体的智慧。团体生态情感智力不是团体成员生态情感智力的简单之和，而是团体整体的精神合力，团体成员间能否精诚合作、团结奋进，不仅反映一个团体的团队精神，同时也折射出团队的人际关系。和谐的人际关系和良好的团体移情（感情共鸣）能力会使一个集体精明强干，走向成功，而缺乏团队精神，即使成员各自才华横溢，也会因无法形成合力而难以发挥其巨大能量。弘扬团队精神、集中团体集体智慧、形成团体整体的精神合力，是发挥团体生态情感智力在师资队伍建设中作用的又一途径。

三是营造正确的舆论氛围以及宽松的政治和学术环境，以公平公正的竞争机制和合理的情感、目标激励最大限度地开发师资队伍的内在潜能。团体能否伸张正义、奖优罚劣、公平公正，富于宽松的学术环境，不仅影响团体的士气和工作积极性的发挥，同时对工作效率也会产生影响。饱满高昂的团体士气有利于提高工作效率，低沉的团体士气不利于目标的完成，而持久亢奋的团体士气，不仅需要情感的激励，而且需要目标激励。只有在正确的舆论导向下，将情感激励与目标激励结合起来，团体生态情感智力在师资队伍建设中的作用才能发挥出来。

（七）优化结构，塑造合格的"双师型"教师队伍

1."双师型"教师的培养途径

（1）建立培养"双师型"教师的专业院校

应当根据高职院校教育的特点，适当建立培养高职院校"双师型"师资的特色专业院校。培养"双师型"教师的专业院校应结合发达国家的有益经验，以不断完善我国高等职业技术院校"双师型"教师的主干培养体系。

（2）"双师型"师资队伍的在职培训

要加强宣传，不断提高教师对"双师"素质的认识，并建立一定的约束机制。培训应注意系统性和连贯性。

2."双师型"教师的激励机制

对于获得"双师型"称号的教师，在职务晋升、评选先进、晋升工资等方面，同等条件下，优先予以推荐。对具备"双师型"条件的教师，在晋升技术职务时，若因某一项条件欠缺，给予低职高聘，以鼓励教师积极朝"双师型"方向努力。应尽快制定"双师型"教师的奖励政策，使他们在评选先进、晋升工资、课时酬金、学习进修等方面享有相对优厚的待遇，以保证"双师型"师资队伍的稳定。

（八）加强师资培训

许多国家政府都更多地重视教师的在职培训，给新教师以特别的支持。其中的原因是：绝大多数接受教师培训的学生，在他们结束师范学院的学业之前，几乎没有任何具体的教学环境方面的经验，尽管随着年龄和实践经验的增长，在随后的几年中，这种经验会逐渐增加，但在真正走上讲台前，他们必须具有丰富的实践经验。

1.强化高职师资培训的标准

从事高职院校教育的教师是一种复合型人才，与普通高等学校的教师相比，要求其知识储备更为全面，专业技术的应用和实践能力更高，相关知识面更广。我国应该为从事师资培训的教师制定一套标准，对职教师资培训者的个人素质做出明确规定，以在操作中真正体现高职师资培训的特殊性。

2.转变职业教育观念的培训

当前，高职院校的校内培训比较注重电脑技能和英语水平提高等，或者仅仅着眼于学历的提高，而很少进行职教研究及教育观念的理论培训。长此以往，教师的职业教育观念陈旧，视野不开阔，对外界变化的适应不灵敏，难以根据产业结构调整和市场导向来更新教学计划和教学内容。只有把高职院校教育培训同学习化生存的理念结合起来，才能在现代化职业教育观的培训中取得实质性效果，也才能避免唯学历教育、唯学科教育等偏颇现象。

3.改革师资培训的课程体系和教学内容

高职院校教师面向21世纪的课程体系和教学内容的改革，要以21世纪对人才的要求为出发点，以提高素质、强化特色为基本取向，以教学常规为支撑，构建体现我国培训高等职业技术师资特色的课程体系和教学内容。

4. 采取灵活的培训形式

高职院校教育的课程内容深入到我们生活的各个方面，要求教师的能力也要丰富多样。但是教师也是人，不可能全面地掌握本专业和实践方面涉及的所有知识和技术。因此，在对高职院校教师的培训时也应采取多种多样的培训形式，本着缺什么就补什么的方针，长期和短期培训相结合，专业知识和实践技能培训相结合，力求让高职院校的教师在培训中用最少的时间掌握最必要的知识和技能。这样的形式可以是研讨会、出国进修、专业组织举办会议等。

5. 引入培训考核评估制度

目前我国已有职教培训基地 300 多个，但是各个培训基地的教学质量并不一样，高职院校和教师对培训的态度不同，培训后的效果也相差甚远。如何提高高职院校教师对培训的重视程度，达到培训后切实提高教师教学能力和科研水平的目的，也是我们现在加强高职院校师资队伍建设急需解决的问题。因此，高职院校可以在每个教师去培训前制订一个计划，然后在培训结束后近期内进行评估测试，看是否达到了预先制定的标准。

(九) 加强兼职教师队伍的管理

外聘兼职教师是高职院校教育中不可缺少的师资队伍的组成部分，也是缓解目前"双师型"教师数量不足的有效办法之一。需要聘请具有实际经验的各界人士作为兼职教师，定期请他们来学院讲学，介绍技术的最新发展和他们的工作经验。在增加兼职教师比例的同时，加强兼职教师的管理也不容忽视。

1. 规范兼职教师的任职资格

目前我国高职院校对专职教师的聘用相对还是比较严格的，但在兼职教师聘用上就比较放松，准入口径比较宽。因此，我们在聘用兼职教师时也应当对其资格进行严格的界定和审核。

2. 建立兼职教师信息网

我们必须建立一个兼职教师信息网，这个信息网应该是双向的。即高等职业技术学可以在网上面公布自己的用人计划，同时应聘者可以在上面进行自我推荐。另外，对于聘用过的教师，每个高职院校应当建立一个档案，并将其所带科目、学生成绩、其他教师对其评价、教学科研成果等一系列教学情况都登入其中，并上传在兼职教师信息网上，以供所有高职院校选择；同时，想从事兼职教师的人员也可以把自己的基本情况上传到兼职教师信息网上。有了聘用双方的介绍，用人单位就可以更加清晰地了解应聘者的真实情况。这样，到每年要招聘兼职教师的前夕，高职院校和应聘者都可以通过这个平台进行双向选择，最后确定兼职教师的合适人选。

3. 保持兼职教师的相对稳定性

在聘用兼职教师时应当与兼职教师签订协议，并在续聘时给予其一些优惠的待遇，如果确实是经验丰富且教学效果良好的兼职教师，可以给予其某个名誉称号，达到长期留用的目的，从而使其增进对学院和学生的了解，在教学上就可以做到对症下药和因材施教。

4. 加强对兼职教师教学质量的监控和考核

目前的兼职教师由于在校时间短，并长期处于流动状态，对于兼职教师的考核往往难以实现。因此，我们在兼职教师教学期间，应当制定一系列考核评定的标准，并引入多渠道的考核途径。如增加平时的考查，并及时汇总，还可以邀请已退休的教学经验丰富的教师组成考评小组，不定期地去听兼职教师的专业课或实验课。一方面可以比较客观地获知兼职教师的授课能力和授课效果，另一方面可以促进这些教师之间在教学方面的交流和讨论。

（十）加强师德建设

有中国特色的高职院校教育不能只教学生理论知识和技能，受教育者的敬业程度与其所学的技能同样重要，优良的品德能使其技能发挥更大的作用。而学生优良品德的养成得益于教师的言传身教，因此必须提高高职院校教师的师德水准。高职院校有责任培养教师的以下基本素质：一是丰富的科学理论和实践技能；二是对人类、民族命运的关注和责任意识；三是高尚的人格；四是健康的心理。要制定教师职业道德规范，引导教师树立正确的世界观、价值观、教育观、人才观，增强实施素质教育的自觉性，自觉履行相关规定的义务和责任，增强职业责任感，爱岗敬业，教书育人，真正做到为人师表。

第七章　新时代高职院校学生健康成长的人格教育管理

第一节　新时代高职院校学生健康成长的人格教育内涵

概念是反映事物本质属性的思维产物，是人们对事物最本质的认识，想要把握对某一事物的认识首先要从其概念入手。因此，概念也是认识的起点，更是进行研究的重要基础。基于教育生态学原理进行高职院校人格教育的途径研究，首先，必须明晰高职院校人格教育的内涵，厘定人格与人格教育的基本概念，明确高职院校人格教育的内容与意义；其次，必须解析教育生态学的理论基础，明确教育生态学的基本概念和理论概述，解析教育生态环境及教育生态功能，用教育生态理论为高职院校人格教育的研究提供扎实的理论支撑。

一、高职院校人格教育的内涵

（一）高职院校人格教育的概念

1. 人格

人格一词最早起源于拉丁文"persona"一词，英文是"personality"，原意是指假面具。西方心理学对人格的研究十分深刻，但人格研究并不是产生于心理学，在心理学进行人格研究之前，哲学、伦理学、法学、神学、人类学、社会学等学科已经开始关注人格研究问题。

伦理学视人格等同于"人品"，伦理学是从道德评价的角度来研究人格的，所以，伦理学意义上的人格通常也称为道德人格。道德人格即人格的道德性规定，是一个人做人的尊严、价值和品质的总和，是人们在道德生活中，对自己的道德和义务以及人生价值的追求，对道德品质、做人方式的选择。

哲学家对人格的探讨，是从人与外部世界自然界、社会关系的角度，对人的本质进行抽象的概括。在哲学上，人格侧重于对人本质的研究，把人的理性与自我意识作为人格的根本属性。

从法学上看，法学一般从社会等级和财产隶属关系表述人格，人格被认为包括两个基本内容：一是享有法律地位的并享有权利和承担义务的个体；二是享有权利和承担义务的法人。与此相应，法律上有人格权的概念，即法律给予保护的，个人、法人的人格不受侵犯的权利。这些权利包括生命权、健康权、姓名权、肖像权、名誉权、荣誉权等。

社会学层面视人格为非个体的而且在一定社会结构中体现社会共同体、阶级、群体、民族的社会典型，在社会化过程中内化了社会的价值、态度、规范等，形成稳定的行为倾向和性格特征。

教育学家对人格的主要定义是人格作为个人行为的特征表现于需要、情绪、性格、态度、道德与信仰中。人格是稳定性和可变性的统一体，表现为人的行为方式和行为倾向。

上述各学科对人格的定义都是从本学科领域出发的，仅从某一方面概括了人格的部分性质和特征，不能反映人格的全貌①。

2. 人格教育

人格教育就是教育者针对受教育者的素质现状，综合运用心理影响、身体训练、品性培养等方式使受教育者具有较高的认知水平和自我意识，在情感、意志和行为等方面达到和谐，个性得到充分发挥，同时形成一个高层次、高效能的自我调节与控制系统，使受教育者充分发挥自身适应社会和改造社会的潜力，把个人价值的最大体现和对社会的最大影响作为人生追求，最终促使受教育者人格系统健康发展的教育。大学生在众多受教育群体中，其身心发展程度

---

① 本书采用人格学中的定义，站在一个完整、科学的视角，将人格定义为：人格是现实的有特色的个人，是人经由社会化获得的，具有内在统一性和相对稳定性的个人特质结构，是人思想和行动的综合。

其概念包含几个方面：第一，人格是对人整体性的描述，是全面整体的人。它既包含人的内在品质，又包含人的外在行为实践。第二，人格具有相对稳定性，即表现为人格特征的持续性和一致性。但是人格的稳定性并不意味着人格是一成不变的，稳定是相对的稳定，整体是变化的整体，因而人格又具有一定的可塑性。第三，人格是人的独特结构。从构成上看，包括个性倾向性、心理状态、自我调控体系等，不同的组织使个体成为有特色的个人。第四，人格是一个内在动力组织。各种相互联系、相互制约的成分构成人格结构，决定人的动机和行为，是人们行为实践的重要推动力量。第五，人格是社会化的产物。人格是人在社会生活中不断吸收社会规范和思想的产物，人社会化的过程就是人格形成和发展的过程。

和社会性发展都处于一个较高级的发展阶段，人格发展初具雏形，但是也容易受到外界影响产生"变形"。因而高职院校人格教育不同于中小学的人格教育，人格教育不应仅仅局限于课堂或者大学校园，除了家庭教育的影响之外，更多地需要让大学生去广泛接触社会，体验社会，对大学生的人格教育要将家庭教育、学校教育以及社会影响等多个方面结合起来，增强大学生对社会和时代的责任感，培养他们与他人、与社会、与整个生态环境的和谐共处的能力。

（二）高职院校人格教育的内容

1. 自我意识教育

自我意识是个体对自己和自己周围世界关系的认识，并根据这种认识来控制调节自己的行为，使个体与环境保持动态平衡，其核心内涵是一个人的人生观、价值观和世界观，它包含着个体的自我认识、自我体验以及自我调控活动。自我意识是一个逐渐发展的过程，也是人格的核心，它影响着个体人格品质结构的要素，并对个体行为表现有着重要影响，自我意识水平的高低直接决定着个体心理的成熟程度。对于大学生来说，个体正处于自我意识由分化、矛盾走向统一的关键时期。因此，帮助大学生树立科学的自我意识显得尤为重要。

自我认识是个体在社会实践活动中形成的对自己的看法和评价。自我意识教育就是帮助大学生建立全面客观的自我认识，使他们能正确看待理想自我与现实自我之间的差距，帮助他们建立自信心，正确看待自身长处与短处，保持良好的自尊体验，快乐生活。

自我体验是个体在自我认识基础上产生的一种情感体验，也就是对自己的满意感或悦纳自我的心理体验。主要包括自我认同感、自我效能感、骄傲感、自卑感及无奈、焦虑、不满等。自我体验教育就是帮助大学生形成健康适度的自我认同感。一方面可以使大学生建立良好的自尊心与自信心，另一方面也可以使大学生养成优良的生活习惯。

自我调控是个体对自身思想言语及行为的调节控制，主要表现为个体对自身行为、活动与态度的调控，包括自我审视、自我监督、自我控制等，也包括个体为完成某一目标或达到自己的理想所做的努力。自我调控也是一个不断发展的过程，是通过他控他律不断强化而转化为自控自律的过程。自我调控教育的任务就是不断地增强大学生的自觉性和意志力，使其成为自主、自觉、自为的个体。

2. 情感、意志教育

情感和意志是人格结构中的核心要素，主要包括需要动机、情感方式与意志品质等。情感体验与表达是人的一种心理需要，合理的情感表达与宣泄有利于个体成长，长期的情感压制会影响个体的心理健康。对大学生进行情感教育，第一，要培养大学生养成积极乐观的情绪。一个人格健全的人要学会调节和控制自己的情感，避免过激情绪的出现，保持积极乐观的情感。第二，要培养大学生具有健康高雅的审美情感。一个人格发展健全的人，一定是一个具备辨别美丑的能力的人，具有健康高雅的审美观点的人，向往追求真善美，乐于创造美好生活。第三，要培养大学生养成高尚的道德情感。一个人格高尚的人，应对自己的国家和民族有着深厚的情感，对社会有着强烈的责任感，对他人能给予深切的关爱。

意志是人自觉性的重要体现，是指个体自觉设立行为目标，并为目标不断努力，克服困难，以完成预定目标的一种心理过程。积极的意志能促使个体制定明确目标，并为了目标坚持或调控自身行为。对大学生的人格教育应包括意志品质的教育，一个人格健全的人，应有较强的目的性和自觉性，行为果断，明辨是非，具有较强的自制力，对做出的决定能够坚持到底。重视危机与挫折教育，大学生不仅应具有危机意识，更要有应对危机和挫折的承受能力，面对困难能够积极正视困难，克服困难，迎接挑战。

3. 价值态度教育

价值观是人们在社会实践活动中形成的关于价值本质的认识以及人们对事物的评价标准、评价原则与评价方法的观点体系。它在人格系统中具有重要作用，不是一蹴而就的，是人们在社会实践活动中逐渐形成的，一旦形成就会对人的行为产生规范和导向作用。当前受多元文化观念的影响，人们的思想观念和行为方式也呈现多元化取向，多元价值观的冲突也日益激烈，对大学生进行价值观教育成为一项刻不容缓的工作。对大学生进行价值态度教育应包括：第一，生态秩序观念的教育即着眼于人与自然的和谐，倡导生态环保观、环境友好观等观念；第二，社会秩序观念的教育，即培养大学生具备现代公民意识，增强大学生的自由、民主、平等、竞争、责任等意识；第三，人生价值信念的教育，一方面强调当代大学生对他人、社会的贡献，另一方面引导大学生实现个体自由全面发展；第四，道德观念的教育，引导大学生养成助人为乐、无私奉献、诚实守信、正义勇敢等优良道德品质。

4. 行为模式养成教育

人格是一种有层次、有组织的结构系统，是个体内在品质与外在行为的综合素质。个体的外在行为是内在品质的表达与展现，只有实现内外的统一，才能做到真正的表里如一。对于高职院校人格教育来说，"行"才是最终的落脚点，如果一个人只是空有想法而不去努力实践，一切都是徒劳。人格教育不仅要激发个体内在的需要，更重要的是将这种需要转化为外在的行为实践，使这种行为符合规范并具有意义，才能真正实现个体的表里如一，身心统一。

（三）高职院校人格教育的意义

1. 积极开展高职院校人格教育有利于高职学生实现全面成长

当前高职学生正处于人格形成的重要阶段，目前也是高职学生第一次尝试接触社会、转变自身角色的重要时期。全新的社会角色促使着高职学生在人格冲突中不断选择，不断完善。因而，在这一过程中其人格发展的各类结构都在不断发展，渐趋成熟。高校作为人才培养的重要阵地，有责任引导高职学生正确认识自我、恰当把握自我、不断完善自我，有义务帮助高职学生不断优化人格结构，养成健康人格，追求理想人格目标。积极开展高职院校人格教育，为高职学生提供人格发展过程中的各项指导，有助于高职学生养成健康完善的人格，为其他各育发展奠定基础，有利于高职学生实现全面成长。

2. 高职学生健康人格的培育是开展素质教育、培养合格人才的必然要求

随着我国全面深化改革的不断推进，社会对人才培养的质量和规格都提出了新的要求，个体人格发展是个人素质的重要体现，开展高职院校人格教育也是顺应当前教育改革时代背景的重要体现。落实我国高等教育立德树人的根本任务，培养合格的社会主义建设者和接班人，首要基础就是培养高职学生养成健康、完善的人格。一个人要想成功，除了自身具备过硬的能力和良好机遇外，人格才是决定性因素。

3. 进行高职院校人格教育是高校思想政治教育工作的必然要求

高职学生思政教育与人格教育联系紧密，不断加强对高职学生的人格熏陶和感染，能对高职学生的思想认识产生深刻影响。引导高职学生树立正确的三观是思想政治教育工作的重要组成部分，而个体稳定、统一的人格是帮助高职学生树立正确、稳定的世界观、人生观、价值观的基础。人格本就具有品质化的特征，是形成特定道德素质的主要动力，个体人格一旦形成，该个体就会形成相应的内在品质。良好的人格更容易形成良性的道德品质。可以说，人格是内在的、隐性的思想道德状态，思想道德则是外显的、发展的人格表现。开展高职院校人格教育，帮助高职学生塑造健康、稳定的人格，与高校思想政治教育工作的价值引领是一致的。因此，进行高职院校人格教育是高校思想政治教育工作的必然要求。

二、以教育生态学理论为基础践行高职院校人格教育的可行性

（一）传统人格教育的弊端日益暴露，推动高职院校人格教育的变革

当前高职院校人格教育存在很多问题，而这些问题来自方方面面，需要多方共同努力。大学生自身存在许多观念性问题，大多数学生都奉行人类中心主义原则。这主要表现在以下两个方面：第一，与他人利益相比，更关注自身利益需要；第二，只关注人与人之间的关系，忽视人与自然、人与社会之间的关系，一定程度上漠视生存利益。

（二）探寻有效的教育对策需要教育生态学提供科学的理论支撑

教育生态学采用科学的系统分析法，用全面、系统、联系的观点去研究人格教育问题，解决大学生自身存在的问题、高校传统人格教育问题、社会以及家庭生活的不良影响所带来的一系列问题，把大学生自身、高校、社会、家庭置于全新的人格教育生态环境中，形成一个完整的人格教育生态系统，全面分析其内部生态因子以及各系统之间生态因子的影响，打破传统人格教育思想中孤立隔绝的态度。以教育生态学理论为基础，对高职院校人格教育进行全面的生态化审视，运用教育生态学的基本原理对高职院校人格教育的生态原理进行分析，掌握生态位原理对人格教育进行科学合理的定位，分析耐度定律和最适度法则在人格教育实施过程中的运用，结合限制因子法则分析如何在人格教育过程中发挥内外部生态因子的积极作用，消除限制因子的影响。同时在高职院校人格教育过程中努力探寻科学的教育对策，发挥基本生态效应中的整体效应、边缘效应的积极影响，避免传统教育产生的"花盆效应"带来的人格缺陷。当代高职院校人格教育要培养大学生养成一种新型健康人格，引导大学生在关注人类自身利益的同时，更加关注生存利益，强化大学生对自然、社会、对他人和自己的责任。这就需要大学生在日常生活和人际交往中，把各种生态因子的影响纳入其中，追求与自然、与社会、与他人、与自己的和谐相处。在人格发展过程中，应努力摆脱工具主义倾向的影响，脱离资本和物化的束缚，追求道德和精神的无限发展，做到知行统一。培养大学生养成新型健康人格需要推动我国高职院校人格教育改革，探寻科学的人格教育对策对解决当前高职院校人格教育问题具有重要价值，而这些都需要教育生态学理论提供全面系统的研究方法以及科学的理论基础。基于以上，以教育生态学理论为基础践行高职院校人格教育具备了一定的可行性。

第二节　新时代高职院校学生健康成长的人格教育生态化

青年大学生朝气蓬勃，是社会宝贵的人才资源，他们拥有较高的智力水平和强烈的成才报国愿望，他们期待投身社会，实现自我价值的追求。因此，加强高职院校人格教育，引导大学生增强体质、健全自身人格、促进全面发展，势在必行，同时更是践行我国教育立德树人根本任务的重要基础。当代大学生出生在一个社会经济基础牢固、物质资源相对充裕的时代，受到多元文化交织碰撞的影响，他们个性鲜明，自我意识强，价值观也更加多元。但是他们对资源危机认识不足，物质欲望日益膨胀，由此所带来的一系列心理压力和社会问题等越来越多。高职院校人格教育从来就不单是高等教育或家庭教育某一方的责任，而是受社会群体、人际交往、网络媒介等的影响，牵一发而动全身。

一、高职院校人格教育的生态原理分析

（一）基本定律法则

1. 高职院校人格教育的耐度定律和最适度原则

耐度定律是指一个生物能够出现并生存下去，必然依赖于一种复杂的条件。如果要使一种生物消失，只要改变条件中因子的性质或增减其含量，超出生物的耐受力之外，就可以使其消失甚至灭绝。对于高职院校人格教育来说，大学生作为人格教育的个体生态，其承受力和耐受度是很明显的。人格教育达不到"度"，那么人格教育也就失去了意义，不会对大学生人格发展产生影响，若是人格教育超过"度"，就会适得其反，使大学生产生厌恶心理。而高职院校人格教育的群体生态，就外部条件和内部构成来讲，过犹不及，都要符合耐度定律。在高职院校人格教育的生态系统中，大学生个体及人格教育系统在自身发展的一定阶段上，对周围的生态环境和各种生态因子，都有自己适应范围的上限和下限。在上、下限幅度之内人格教育才能更好地发挥作用。因此，高职院校人格教育对策的探寻就是要在人格教育的耐度范围之内，遵循最适度原则，将高职院校人格教育的效果最大化。

2. 高职院校人格教育的限制因子法则

限制因子是指达到或超过生物耐受限度的因子。在教育生态学中，当生态因素处于缺乏时，或低于临界线，或超过最大忍受度的情况下，就会起限制因

子的作用。也就是说，限制因子是会限制某个有机体侵入某一环境的可能性。限制因子广泛而又客观地存在于各类生态系统中，理应受到重视。对大学生个体人格发展来说，限制因子的限制作用也非常明显。在高职院校人格教育的生态环境中，几乎所有的生态因子都可能成为限制因子，会因为某种生态因子量太少，低于临界值而产生限制效果，也会因某种生态因子的量太大，超过最大承载量而产生限制作用。如果该种生态因子是有害的，只要它超过了限制范围，无论量大还是量小，它都会产生限制性的副作用。在高职院校人格教育的生态系统中，人格教育是在一定物质流、能量流、信息流的交换中实现，受到多种人格教育生态因子的影响。例如：大学生个体自身的身体状况及心理状态，高校的课程、师资队伍建设情况、校园文化氛围社会的政治经济环境，家庭教育等。这些因子都可能成为限制因子，制约高职院校人格教育的实施。因此，开展高职院校人格教育应遵循教育生态学的基本原理，研究限制因子法则，动态地了解、把握高职院校人格教育的限制因子，有利于及时弥补或排除限制因子的消极影响，从而构建全面科学的高职院校人格教育生态系统，使高职院校人格教育生态系统横向拓宽、累积，纵向演替、进化。

3. 高职院校人格教育的生态位原理

生态位是生态学上的重要术语。用以描述一个物种在环境中的地位。一个群落中，每个种都有不同于其他物种的功能地位。在同一空间中，没有两个物种能长期占有同一生态位。一个物种所利用的资源总和的幅度，称为生态位的宽度。生态位的宽度随着资源可利用性的增加而减少。资源极少时，容易形成生态位的特化现象。在教育生态系统中，无论是个体生态还是群体生态，它们都有关于生态位的问题，而且不同生态个体与群体之间的竞争很激烈。因此，在探索高职院校人格教育对策的过程中，厘清高职院校人格教育的生态位是首要问题。首先，高职院校人格教育一定要站稳自身的生态位，保持生态位合适的宽度，避免特化，尤其是在各高校开展高职院校人格教育的过程中，注意区分好人格教育、心理健康教育及思想政治教育不同的生态位，三者有交叉重叠的部分，因各自不同的侧重点，也有竞争的部分。人格教育是基石也是目标，三者之间实现物质流、能量流和信息流的交互传送，相互竞争，相辅相成，却不能相互替代，缺一不可。但是目前对大多数高校来说，人格教育的生态位出现一定程度上的"缺位"和"混位"，这在很大程度上影响了高职院校人格教育的实施。因此，应充分学习并借鉴教育生态位原理，为高职院校人格教育寻找合适的生态位，通过提升其与心理健康教育、思政教育之间的竞争力，促进系统和组织的相互弥补，相互完善，相互促进。

（二）基本效应

1. 花盆效应与高职院校人格教育

花盆效应又称为局部生境效应。花盆是一个半人工半自然的小生态环境，可以人工控制湿度和温度，人为地创造出适宜农作物生长的环境条件，所以在一段时期内，花盆里的农作物生长较好。但与此同时，由于习惯了人工的悉心照料，花盆里的农作物对外部生态环境的适应力也在下降。一旦他们离开人工的精心照料，便再也禁不起风吹雨打。因此，花盆环境具有很大的限制性。在教育生态中，花盆效应表现得尤为明显。为了克服花盆效应，从根本上来说，高职院校人格教育要打破封闭式的人格教育环境，建立开放型的高职院校人格教育生态系统，让大学生走出校门，走出家庭，在接受高校和家庭的人格教育之外，广泛接触自然环境，认识自然，感受大自然所赋予生命的神奇与美丽，自觉保护动物，爱护环境，与自然生态和谐相处；广泛了解社会，懂得大学生在社会环境中所扮演的角色和承担的责任，体验社会生活带来的挑战，磨炼意志，锤炼人格，锻炼本领。

2. 边缘效应与高职院校人格教育

边缘效应是指在两个或多个不同性质的生态系统交互作用处，由于某些生态因子或系统属性的差异和协合作用，而引起系统某些组分及行为的较大变化。边缘效应普遍存在于自然生态系统及教育生态系统之中，边缘效应对提升高职院校人格教育对策来说无疑提供了很好的研究思路。将人格教育与德育、智育、体育、美育、劳动教育的课程相结合，积极引进借鉴的五育课程的教学形式与方法。或将人格教育有意识地融入五育教学之中，在德育课程中完善大学生自我品德发展；在智育课程中教会大学生养成正确的认知；在体育课程中培养大学生强身健体，锻炼强健的体魄；在美育课程中引导大学生追求和感受美；在劳动教育中锤炼大学生的意志。将高职院校人格教育与五育碰撞交互，产生"边缘效应"，使高职院校人格教育的效果最大化。

3. 整体效应与高职院校人格教育

整体效应是用系统论的观点和系统分析的方法，把教育生态系统看成一个统一的整体，系统中各组成部分和因子之间相互联系、相互作用和影响，各组成部分的参数及变量之间彼此相互调节和制约。牵一发而动全身就是对整体效应最好的诠释。整体效应启示我们把高职院校人格教育置于人格教育生态系统中，形成一个完整的高职院校人格教育生态系统网络，全面分析人格教育生态系统的自然环境、社会环境、规范环境等生态环境和各种生态因子对高职院校人格教育的影响，充分发挥积极人格影响，规避消极人格影响，促进高职院校人格教育生态系统健康发展。

二、高职院校人格教育的生态环境分析

与教育的生态环境相类似，高职院校人格教育的生态环境是指以高职院校人格教育为中心，结合内外部的环境所组成的对人格教育有影响的单个的或复合的生态系统，分为高职院校人格教育的外部生态环境和高职院校人格教育的内部生态环境。高职院校人格教育的外部生态环境是指影响高职院校人格教育的所有外部环境因素，主要包括自然环境、社会环境和规范环境；高职院校人格教育的内部生态环境是指影响高职院校人格教育的内部环境因素，即人格主体的自身环境状况，主要包括生理环境和心理环境。

（一）高职院校人格教育的外部生态环境

1. 高职院校人格教育的自然环境

教育的自然环境是对教育的自然生态环境的简称，包括高山、平原、海洋、湖泊等非生物环境；也包括森林、草原、动物种群和植物群落等生物环境。自然环境是人类赖以生存的基本条件，同样也是人类不断发展和进步的宝贵资源财富。优美的自然环境可以陶冶学生的情操，激发学生对大自然的美的感受和对生活的热爱，环境育人，美好的自然环境对学生的德、智、体、美、劳都有潜移默化的积极作用。人格教育的自然环境与教育的自然环境略有不同，其含义更加具体，本书主要把人格教育的自然环境界定为生态环境。生态环境并不完全等同于自然环境，与自然环境相比，生态环境的外延更窄，所有的天然因素都可以称为自然环境，但只有具有一定生态关系构成的系统整体才能称为生态环境。生态环境是人类社会赖以存在和发展的物质基础，人依赖着自然，同时更应顺应自然、保护自然，因此，生态环境是人格教育的基础，高职院校人格教育活动的开展同样依托于生态环境，生态环境与大学生人格的养成息息相关。

2. 高职院校人格教育的社会环境

教育的社会环境又称结构环境，是人类特有的生活环境，包括政治环境、经济环境、学校环境、家庭环境、村落环境、城市环境等。社会的政治经济环境是教育发展的基础，而教育对政治经济环境又具有一定的反作用，在很大程度上服务于政治环境，推动社会经济发展。学校环境是一个特殊的小型生态系统，学校负有教育的使命，学校能为学生提供安静和稳定的学习环境，先进的设备条件，专业的教师指导，帮助学生激发学习兴趣，启发思维，掌握知识和技能。家庭环境对教育的作用是潜移默化的，如果说学校教育传授个体知识和技能，那么家庭环境中家长的教养方式、家庭氛围等对个体影响最大。社会环境有广义和狭义之分，本书所界定的教育的社会环境以及人格教育的社会环境主要是指广义的社会环境，人格教育的社会环境主要是指在教育的社会环境中对高职院校人格教育影响最直接或最显著的社会环境。一般来说，社会环境是人类特有的生活环境，其中包含各种人格教育社会环境的生态因子，很大一部分社会环境及其生态因子是镶嵌重叠的，有些生态因子也被称为某种社会环境，二者并无严格的界限。

3. 高职院校人格教育的规范环境

教育的规范环境又称精神环境或价值环境。它是人类在营造社会群体生活中所形成和持有的态度、风气、气质和观念，包括文化、艺术、科学技术、哲学思想、道德观念、民族传统、社会习俗、法制、宗教，等等。这是在人与人的交往中形成的环境，是人类特有的环境。每个人都有自己的想法和认知，在经过自我判断和选择后，部分想法和认知会内化为个人价值，成为人格的一部分，如果这部分个人价值进而符合社会群体的期望和需要，便会成为社会价值。这些价值包括风俗、舆论道德等多个方面，构成了一种规范环境，人就活动在这个规范环境中。生活在教育的规范环境中不但可以规范个体的行为，而且可以满足个体高层次的精神需求和心理需求。个体成熟的观念和精神价值可以影响和感染他人，丰富规范环境的文化内涵，近而由个体扩大到民族、国家乃至世界范围内更大的生态系统，传播人类教育文明。高职院校人格教育的规范环境主要是指影响大学生人格发展的精神环境，其中包含多种生态因子，这些生态因子相互交错，共同作用于人格教育的规范环境，对高职院校人格教育产生影响。

（二）高职院校人格教育的内部生态环境

自然环境、社会环境、规范环境都属于高职院校人格教育的外部生态环境，对于教育者和被教育者来说，更是外部的生态条件，而教育对象自身的生理和心理环境，才是受教育者内在的生态条件，也是高职院校人格教育的内部生态环境。

1. 大学生的生理环境

教育对象的生理环境是心理环境的物质基础，也是实施一切教育的前提。

对于高职院校人格教育来说，教育对象的生理环境主要是指大学生自身的生理发展状况。人的生理发育是个体发育，是人类系统发育的缩影和反映，生理发展过程是人类的一种内发过程，即个体的生理结构与机能及其本能的变化，是个体按照自身预定的程序和节奏自然成长的过程。人的生理发展是实施教育的一种环境和基础条件，个体从出生开始就会通过接受家庭教育和训练来获得自身生理发展，除了先天生物因素的影响，高职院校人格教育的生理环境主要是指大学生个体自身的身体健康状况。对于大学生来说，经历了儿童期身体的发展，再经过青少年时期，由儿童向成年人过渡发育，到了大学阶段，生理发展状况已经处于一个基本成熟的状态。虽然大学生的各项生理机能都比较完备，但是不同大学生个体的生理环境条件是不同的，换言之，健康程度不同。显而易见，它与体育有着密切的关系。对大学生个体来说，拥有健康的体魄，是保持自身健康生理环境的基本要求，也为营造高职院校人格教育的内部良好生态环境奠定了坚实的基础。

2. 大学生的心理环境

教育对象的心理环境是教育生态的一种十分重要的内在环境条件，它建立在教育对象生理环境的基础上，又是外部各种环境条件的反映，它与人格教育的相互关系更为直接、更为密切。对于高职院校人格教育来说，教育对象的心理环境主要是指大学生自身的心理素质，主要包括以下几个方面：

（1）智慧、智力与智能

智慧、智力与智能是一种心理素质。大学生的智力水平与人格教育的发展十分密切，人格教育的目的在于完善个体人格，促进人的全面发展，智育作为教育的重要组成部分，其主要目的是促进智慧和知识的发展，同时提高个体分析问题和解决问题的能力。智慧的发展表现为思想的成熟，而思想的成熟，则是由于人的生理、心理的发育，不仅是智慧的发展与学习交互作用的结果，也是个体与环境交互影响的产物。人格教育要针对大学生智慧发展的水平切合实际，循序渐进，通过人格教育促进大学生智慧的发展，在这统一协调的过程中，使受教育者学会应用现有的智慧和思想去解决新问题，应对新环境。

（2）群性、群育与群化

群性，又称社会性。人生活在社会中，群性无疑是人类的一种主要特性，群性的发展就是群化或社会化的过程。人的群性发展分为四个时期，前三个阶段多集中在婴幼儿时期，最后一个阶段就是青少年时期。对于大学生来说，进入大学阶段以后，群性发展尤其受到周围环境变化的影响，各种约束不断减少，群聚不断增多，多数大学生心理会出现矛盾：一方面想要自由独立，挣脱家庭、学校以及社会的干预；另一方面他们有时候不得不需要继续依赖父母，求助师长。所以大学生社会化的过程也是最容易产生人格问题的过程，但若是能较好地处理上述矛盾，家庭、教师和社会给予其更多的关注与指导，社会性的发展便能与人格教育的发展起到双向的良性互动作用。

（3）德性、道德行为与自制力

道德是人们行为的规范，是评判是非善恶的准则。德性包含两个方面：一是对社会规范的尊重，二是正义感。道德行为就是与个人的道德意识、道德动机相联系的行为举止。对大学生个体来说，德性已经处于一个比较成熟的发展阶段，很多时候他们犯错往往不是由于道德认知出现问题，而是道德行为与认知不匹配，自制力不足所致。

（4）情绪与性格

情绪反应包括主观感受、外在行为与生理反应三个角度。大学生个体情绪发展是个体人格全面健康发展的重要一环，学会自我调节情绪，及时疏导不良情绪，避免不良情绪的影响，达到情绪的心理平衡对大学生个体全面正常发展具有重要的影响和作用。性格是一个人的特性，性格的形成与发展由习性所决定，习性是一种习惯性的反应倾向，是一种心理特征。个体性格的发展受到遗传和环境交互作用的影响，当然个体情绪的反应对于性格也具有很大的影响。当前不少大学生因为不会调控和管理自我情绪，心情抑郁，而导致性格孤僻、古怪，甚至患上抑郁症，造成严重心理障碍，严重影响个体正常的生活和交往。因此，情绪和性格也是大学生心理环境的重要内容。

三、生态环境的多维镶嵌性

以上谈及的多种人格教育生态环境相互交叉，相互影响，组成多维复合的高职院校人格教育生态环境。在一定的时间和空间范围内，内外部教育生态环境共同作用于人格教育，它们交织重叠、相互竞争、协同进化，形成一个庞大的人格教育生态系统网络。从生态学的观点来看，在高职院校人格教育的生态系统中，外部生态环境与多种生态因子有机组合形成了生命之网的自然生态系统，充满生机和活力的社会生态系统以及教育规范生态系统。在这个生态系统网络中，任何教育生态现象都不是完全独立的，所有教育生态现象之间都相互联系并相互制约，以达到一种生态平衡的状态。人格教育的生态环境是高职院校人格教育得以存在和发展的前提和条件。大学生个体依靠自然的生态环境，得以生存和发展；在社会生态环境中参与社会生活，体现在奉献和索取、履行义务和享受权利等关系中；在规范生态环境中不断提升自我精神价值，实现人格追求。高职院校人格教育的生态环境中，各种生态环境及生态因子对人格教育的作用和影响，犹如一张巨大生态网络遍及方方面面。总体来说，就是为人格教育提供必需的物质、能量、知识和信息。和其他任何生态系统一样，物质流、能量流、知识流和信息流推动了人格教育生态系统的发展和演化，促进人格教育生态由低级向高级、由简单向复杂演替，从而分别满足不同大学生个体的人格发展需要。

第三节　新时代高职院校学生健康成长的人格教育发展对策

当今时代，社会政治、经济、文化、科技等领域都在发生巨大的变化。全球化、信息化、工业化、城镇化等都正在成为塑造社会格局的强大动力。在这样的时代背景下，大学生人格的形成与塑造面临着更大的挑战和考验。基于教育生态学原理我们更加明白，高职院校人格教育系统从来都不是一个封闭的系统，它是一个开放交互的系统，人格教育的生态环境交错复杂，受到多方生态因子的制约。当前大学生人格发展过程中表现出的各种问题都表明高职院校人格教育存在诸多问题，若想改善和解决当前高职院校人格教育中存在的问题，必须要探寻科学、全面的人格教育对策。本章基于教育生态学的基本原理，从内外部生态环境入手，探寻高职院校人格教育对策，改善高职院校人格教育问题，促进大学生养成新型健康人格。

一、优化教育环境：推进人格教育可持续发展

基于教育生态学原理得知，环境与教育是相互作用的，高职院校人格教育是在特有的教育生态环境中进行的。因此，探寻高职院校人格教育对策首先应当从教育生态环境入手，只有不断优化教育环境，才能推动人格教育的可持续发展。对于高职院校人格教育来说，教育环境既包括硬环境，也包括软环境，硬环境就是指理论制度环境，软环境就是指校园文化环境，只有"软硬兼施""双管齐下"，才能更好地推进高职院校人格教育的可持续发展。

（一）完善理论制度环境，规范高职院校人格教育的地位

当前高校的高职院校人格教育必须要进一步深化理论研究和宣传，不断完

善理论制度环境，明确高职院校人格教育对于大学生成长和发展的重要意义，从而进一步形成制度性规范来保障高职院校人格教育的地位。

首先，高校应进一步深化高职院校人格教育的理论研究，了解人格教育的内涵、特点、内容及意义，明确高校开展高职院校人格教育所进行的理论准备。例如：高校应开设哪些课程和活动，高职院校人格教育的范畴是什么，可以通过哪些形式开设课程等，为人格教育实践奠定坚实的理论基础。其次，高校应充分利用丰富多彩的校园活动和各种学生组织宣传高职院校人格教育的意义，通过举办各种讲座和活动来普及人格教育的常识和内容，使大学生们对人格教育有一个正确的认识，并能调动自身积极性来对比自身存在的不足，主动接受人格教育。最后，高校应制定一套关于高职院校人格教育的合理制度体系，从顶层设计入手，使高职院校人格教育的地位更具有规范性和保障性，也使人格教育的观念更加深入人心。以制度性规范高职院校人格教育主要是指为了维护和保证正常的人格教育活动而制定的一系列规章制度，主要涉及教学、科研、大学生管理等方面。实践证明，制度体系的作用是不可低估的，一套完善的制度体系，不仅可以营造良好的校园秩序，也有助于学生规范自身行为，形成与之相适应的道德观念和价值标准，净化整个校园风气。同时，将整个高职院校人格教育纳入制度化体系，有助于使人格教育整体形成一个完整的系统体系，改善当前的高校人格教育零散化的现状。

（二）净化校园文化环境，发挥校园文化的熏陶作用

个体的遗传素质只是影响人格形成的要素之一，后天的文化浸润对个体人格具有重要的影响。而大学生在接受高等教育阶段，几乎大部分的时间都是在校园里度过的，大学生人格发展受校园文化的影响很深。对学校而言，有效的人格教育不是添加一个教育项目或设置一项教育活动，而是一个学校文化和生活的全面改革。因此，高职院校人格教育应充分发挥校园文化的人格教育功能。

大学校园文化是大学本身形成和发展的物质文化和精神文化的总和。由于大学是教育人、培养人的社区，因而大学校园文化一般取其精神文化的含义。校园文化的人格教育功能主要通过文化的熏陶作用来实现，泡菜理论就形象地说明了这一原理。校园文化好比是泡菜汤，泡菜的味道取决于汤的味道，将人格教育的目标与内容贯穿于校园文化的建构中，大学生浸泡在校园文化中，潜移默化间都浸透着人格教育的积极影响，从而与课程人格教育和实践人格教育形成合力，促进大学生人格发展。为此，必须从以下几个方面入手：第一，创

建自由轻松的育人氛围。大学生在大学期间面临着升学与就业的双重压力，同时也是他们人格发展完善的关键时期，面对压力极容易出现各种问题。因此，高校应努力培育相互尊重与关爱、自由、民主、开放的校园文化，创建自由、轻松、愉快的校园育人氛围，尊重大学生的主体地位，鼓励每一位学生全面认识自我，善于表现自我，勇于完善自我，让大学校园成为一个充满爱与自由的社群，让大学生感受生活与学习的快乐，肯定自身存在的意义与价值，不断完善自我人格，减少对未来生活的担忧，养成健全人格。第二，重视培育大学精神。在当今多元文化碰撞交融的时代背景下，校园文化也呈现多元化的发展趋势。大学生浸泡在丰富多彩的校园文化中，若要发挥校园文化的人格育人功能，更要重视培育大学精神。大学精神决定着一所高校的发展，是高校发展的思想导向，更是高校发展的生命力源泉。大学精神是全体大学人经过努力形成的稳定的、共同的追求和共有的品格气质。它是渗透和流淌在校园文化中最厚重无形的精神底蕴，是一所大学的灵魂。大学精神一旦形成就会得到广大师生的认可，产生强大的向心力和凝聚力，促使大学生努力奋进。第三，加强校园网络的建设和管理。当今时代，随着科学技术和互联网的发展，网络已经渗透到人们生活的方方面面，网络正以它不可比拟的优越性深刻改变着人们的思想、行为及生活方式。在人们享受网络带来的便捷的同时，网络所带来的负面影响也在不断加剧，尤其是对于当前大学生的负面影响与日俱增。网络德育的建设已经成为建设校园文化的重要部分。因此，必须加强校园文化的建设和管理，净化大学生网络环境，规范大学生网络行为。首先，必须坚持正确的舆论导向，以主旋律为指引，建立完善的校园网络管理制度，包括校园网络检查制度、筛查制度、值班制度等，指派专人利用网络技术及时筛查和过滤虚假信息、垃圾信息以及病毒等。其次，必须要强调网络文化的思想性、教育性、艺术性与积极性，呼吁大学生抵制和举报不良文化信息入侵的同时，利用网络的优势积极开展网络德育活动，比如：在线心理咨询，线上思想政治教育信息共享等，围绕德育目标加强网络文化建设。最后，加强大学生网络法纪与道德教育，开设大学生健康上网指导课程，科学指导大学生如何正确使用网络资源，树立健康上网观念，强化大学生的网络法制观念、网络安全意识与道德自律意识，引导大学生相互监督，形成健康的网络人格。

二、遵循耐度定律：推动人格教育教学改革

教育生态学原理中的耐度定律启示我们，在教育生态系统中，万事万物皆有其特定的承受力和耐受度，高职院校人格教育亦是如此。传统的人格教育已经不能适应当前大学生人格发展的需要，高校应积极遵循耐度定律，以人格主体的耐受度为标准，以大学生为主体，把握最适度原则，大力推动人格教育教学改革。一方面积极转变教学思维，将高职院校人格教育思维转向主体间性；另一方面，高校要坚持以师为范的教学原则，全面提升高校教师的人格素质，用教师的人格魅力感召学生。

（一）转变教学思维，高职院校人格教育思维转向主体间性

传统的人格教育思维是单向的、线性传递模式，教师与学生之间地位不平等，形成了"主客二分"的状态。教师在传统教育过程中永远以居高临下的姿态苦口婆心地说教，成为人格教育过程的主体，而学生也是左耳朵进，右耳朵出，敢怒不敢言，成为人格教育过程中的客体。所以传统人格教育思维下的高职院校人格教育多半偏于形式化，无法发挥应有的作用，也极容易被其他教育方式取代。

高职院校人格教育思维转向主体间性也是立足于教育立德树人的根本任务，体现了以学生为主体，关爱学生，服务学生的教育理念。主体间性是教育中的一种"共生性存在"。主体间性的人格教育是一种追求全面、真实、平等、双向互动的教育，由传统的单极性主体走向交互主体性。主要包括以下几个方面：第一，要明确双主体身份。主体间性强调教师与学生是"我与你"的关系，二者在人格地位上是平等的。教师依然是人格教育中的主导者，担负着传道、授业、解惑的使命，关心学生，教育学生，帮助学生，引导学生；更应注意的是，大学生在接受教育的过程中依然是独立的人格个体，有自己的想法和思维。高职院校人格教育是基于人格主体进行的教育，更要充分发挥学生的自主性、积极性、能动性和创新性，教师要求善于发现每个学生的特长和兴趣，扮演好"引路人"的角色，帮助和引导学生进行自我规划、自我完善、独立思考、自主解决问题，充分发展学生的个性和创新性。第二，构建交往式情境。主体间性把交往作为实现教育的基本过程，把对话作为交往实践的途径和形式。在交往式情境中，教师与学生同为交往主体，更关注双方的生活经历、个人情感以及价值观念等，容易从心里激发学生的情感共鸣，强化其对教师的接受和认同。当学生遇到问题时，教师要以"朋辈辅导"的理念为指引，及时开解，呈现一种互动沟通的平衡关系。第三，立足于现实生活。当今世界正处于大发展、大变革的时代，随着我国对外开放程度不断加深，国内外海量信息不断涌入大学校园，多姿多彩而又纷繁复杂的现实生活是高职院校人格教

育所要面对的客观事实。要实现高职院校人格教育思维转向主体间性必须回归生活世界，关注现实生活的变迁，教师要着眼于当前大学生感兴趣的关注点和生活方式，聚焦现实问题，深入学生生活，拉近与学生的距离，才能有效引导学生，在学生中产生一定影响力。

（二）坚持以师为范，全面提升教师队伍的人格素质

所谓"教师人格"，是指教师作为教育职业活动的主体，在其职业劳动过程中形成的优良的情感意志、合理的智能结构、稳定的道德意识和个体内在的行为倾向性。对于大学生来说，教师的人格示范是其最直接的榜样。如果教师自身品行不端，不仅不会得到学生的认可，在学生中失去威信，难以立足，久而久之还会影响到学生健全人格的发展，起到消极作用。因此，全面提升高校教师队伍的人格素质是高职院校人格教育的关键一环，只有不断提升教师的人格素质，才能充分展现教师的人格魅力，发扬教师人格示范的育人功能。

作为一名高校教师，不仅要具有渊博的学识和扎实的专业基础知识，更要有崇高的师德修养，这是高校教师发挥自身人格示范榜样作用的前提。高校教师应不断加强自身的师德修养，首先应具备高尚的道德品质，爱岗敬业，乐于奉献，对教师职业有强烈的认同感。只有当教师从心底里真正热爱这份职业，才能做到关爱每一个学生的成长，做到"学而不厌，诲人不倦"。同时教师对这份职业的认同也是自身人格素养提升的重要动力。教师师德修养的提升既需要个人内省自律，身体力行，也需要全社会共同努力，为教师创造良好的育人环境，提升教师的职业荣誉感。同时，高校教师还应不断提升自我的教学人格魅力，一个有着良好教学人格魅力的高校教师，深谙教育规律，能熟练使用现代教学技术设备，掌握现代教育内容和方法，教学经验丰富，自如把握教育分寸，能够从容地处理课堂教学过程中各种突发情况，掌握科学的教学方法，善于结合课程特点和不同班级学生的学习特点随机应变，使课堂妙趣横生，引人入胜，牢牢抓住学生的注意力，展现自我教学人格魅力。高校教师除了要有崇高的师德修养魅力和教学人格魅力外，更要有个人特质魅力。以高校的辅导员为例，在所有的高校教师中，辅导员与大学生的接触最多，他们的一举一动和个人特质都深深地影响着大学生的发展。辅导员在日常工作中待人接物的方式、与大学生相处的模式以及他们的价值观念等都为大学生的人格塑造提供了重要的"参考系数"。辅导员良好的心理品质和精神面貌以及他们面对工作压力时所展现出的乐观态度和坚韧不拔的精神，必然会对大学生起到良好的积极作用，成为大学生人格发展的标杆。因此，必须加强对高校教师思想政治素

质、师德师风的监督考察机制，强化师德考评体系，定期开展教师教学能力培训和辅导员专业培训，全面提升高校教师的人格素质，以师为范，用高校教师的人格魅力去感召大学生，发挥教师的人格榜样作用。

三、消除限制因子：实现人格主体与生态环境的良性互动

在高职院校人格教育的生态系统中，存在诸多限制因子影响和制约着高职院校人格教育的开展。在高校开展高职院校人格教育的过程中，要努力消除限制因子，才能调动大学生的积极性，实现人格主体与人格教育生态环境的良性互动。一方面，高校应不断丰富和创新人格教育载体，使大学生在活动实践中完善自我人格，避免"花盆效应"带来的人格缺陷；另一方面，高校也应创建以人格教育课程为核心、专业课程为主体的多层次课程体系，改变传统僵硬的课程体系。

（一）丰富和创新人格教育的载体，在活动实践中避免"花盆效应"

在时代发展的新趋势下，高等教育与社会发展日益密切，对当代大学生人格塑造的要求也有了新的变化。面对新时代的人格挑战和人格问题，高职院校人格教育已不同以往。高校应自觉将人格培养纳入人才培养的具体目标中，不断丰富和创新高职院校人格教育的载体。人格教育不应拘泥于课堂，应充分利用课上、课下两种学习环境，有效指导大学生正确认识和处理在生活、学习中的遇到的各种困惑，在促进大学生个体人格发展完善的同时，也能有效增强他们的社会适应性，避免高校的高职院校人格教育产生"花盆效应"。我们所培养的大学生是社会主义事业建设的接班人，能经历风吹雨打，应对各种挑战，不是温室的花朵，离开高校的土壤就无法生活。因此，高校在教育工作中不能只关注大学生的成绩，而应该多关注大学生在生活、学习和日常交往中表现出的人格特质，通过创设多种多样的载体激发大学生的积极性和自主性，使他们在活动实践中自主完善人格，对自身人格发展中的不足进行矫正。

大学生的活动实践主要是指由各类社团组织、学生会组织等大学生自治组织自主开展的各项活动和社会实践活动。大学生自主开展的各项活动以社团活动居多，一般都是大学生群体根据他们的共同兴趣和爱好自发开展的校园文化活动。这种文化实践活动也是现代高职院校人格教育的重要载体，它能深刻地影响大学生的学习和生活以及众多人格发展要素，也是培养大学生综合素质的重要实践活动。高校应鼓励各种社团活动的开展，一方面可以充分利用社团活动成为高职院校人格教育的重要载体；另一方面，丰富多彩的校园社团活动可

以丰富大学生的课余生活，为他们提供展现自我的舞台，张扬个性风采展，促进大学生人格全面和谐发展。社会实践一般是由高校安排的，具有一定的组织性和计划性，大学生的社会实践活动可以分为以下几个方面：第一，军训。几乎我国的所有高校在新生入学的第一年或第二年里都会安排军训，内容包括简单的军事训练、政治教育、品德作风教育和国防教育等。军训的目的是培养大学生吃苦耐劳的精神和克服困难的意志，让他们树立集体观念国防观念，纪律意识，克服自我中心主义等不良作风。第二，社会政治性调查活动。这种类型的社会实践活动主要是让大学生利用假期时间，深入企业、街道、农村乡镇等进行社会调查，广泛接触群众，了解国情和民情。比如，大学生暑期的"三下乡"社会实践活动，让大学生志愿者们体验农村基层的老百姓生活，激发大学生强烈的爱国主义情怀与社会责任感以及艰苦奋斗的精神。第三，本学科专业的学术研讨活动。各专业可以结合学科自身的特点采取不同的形式进行实践活动。文科类专业的大学生更多的是参加学术研讨会议，了解本专业领域当前的发展情况以及前沿的学术思想及应用情况。理工科专业的大学生更多的是通过自主实验等实践方式，将理论学习与实际生产相结合，加深对专业知识的理解，不断激发大学生的自主探究能力、创新能力。第四，各类社会服务活动，比如勤工助学、社区劳动、青年大学生志愿者活动等。大学生通过扮演多种社会服务的角色来参与和体验社会生活有助于丰富他们的社会经历，加强他们的社会适应性，减少大学生因社会适应不良而出现的一系列人格问题。大学生的活动实践是人格教育的重要载体，高校应不断丰富和创新载体，充分发挥活动实践的育人作用，加强相关的制度建设，激发各类大学生自治组织的活力。同时政府机关、企业、社区、乡镇等也要不断增强参与高职院校人格教育的意识，积极履行社会责任，主动为大学生提供社会实践的场所和条件，与高校的高职院校人格教育形成良好的互动格局，避免产生"花盆效应"。

（二）创建多层次课程体系，以人格教育为核心专业课程为主体

课程可以看作学科与专业相互联系的纽带。课程建设是专业建设和教学建设的基础与核心，加强课程建设可以推进学校专业建设和教学工作的发展。当然，课程体系建设也是高职院校人格教育的重要途径之一。一个国家要培养人才，既要育智，更要育人，人格缺陷对于个体和社会来说都是致命的。因此，高校应构建以人格教育课程为核心，专业课程为主体的多层次课程体系。

当前我国高校的人格教育课程大多都渗透在各专业课程的教学中或散化在思政教育、心理健康教育等各种不同的教育过程和活动中，它正在潜移默化地

发挥着自身的作用，但是这种隐性作用也在潜移默化中渐渐弱化。所以高校高职院校人格教育除了一些熏陶和隐性课程，更要设置专门的人格教育养成课程。一方面，在各学科课程的教学中，教师不仅可以向学生传授专业知识，也可给予学生一些价值观念方面的启迪。对于大学教师来说，大学课堂不仅仅是传递知识，更重要的是和学生交流社会与人生的场所，向学生传递其中所渗透的正确的社会态度与价值观，引导学生做一个对社会有用的人。这样一来，也使原本抽象、枯燥的专业课程具有了价值内涵。另一方面，设置专门的人格教育养成课程对大学生人格发展进行专业的教育和指导。首先一定要建立体系，使人格教育形成一个完成的系统体系，接下来再去进行细化的教育安排。在人格教育课程体系的构建过程中，课程资源不需要是最学术化和理论化的人格教育课程，但是一定要是最积极、健康、向上的，能使大学生精神振奋，具有正能量的课程内容。总体来说，构建以人格教育课程为核心、专业课程为主体的多层次课程体系需要把握以下两个要点：第一，真正从大学生的需求出发。高职院校人格教育课程内容和形式等的设置要真正从大学生的需求出发，能为大学生提供切实的帮助和指导，避免形式化。首先，人格教育课程内容的选择一定要保持科学性和时代性，在选定课程内容之前要进行充分的校园市场调研，确保选择符合当前社会主流的先进课程内容，贴近大学生的生活。比如，可以做成专题人格教育系列讲堂，保持一周或两周一堂的频次，挑选大学生最关注的话题和最困扰的问题作为专题内容，票选最受大学生欢迎的教师进行授课，必要时可以请一些学生崇拜的名人来客串主讲，并根据课后反响和流行趋势及时更新课程内容。形式和内容本是一对范畴，互为表里，人格教育课程内容的不断更新和完善更需要课程形式的不断变革。教师可以采用案例教学，参与式教学等形式，让学生主动参与，改变单纯讲授、一味灌输知识的传统课程形式。还可采用游戏的形式，与学生互动，让学生真正参与其中，激发学生的兴趣，调动他们的自主性，同时也使老师更具有激情和积极性。第二，开展个性化的人格教育课程指导。每个大学生本是不同的个体，加之不同的成长背景和教育环境，不同个体对于人格教育的需求不同。因此，对所有大学生的人格教育不能一概而论，应分层面有针对性地开展人格教育。个性化的人格教育指导首先应把握两个重要阶段：第一个重要阶段就是大一刚入学的阶段，通过开设讲座等方式，让人格和人格教育这两个词在大学生的脑海里闪现，引导大学生进行自我反思，自我审视，分析自身的人格特征，可以结合相关的量表测验，让大学生正确认识自我，并设置一部分人格教育的选修课程，引导大学生根据自身特点和需要自主选择人格教育相关课程，教师根据学生的反馈给予关注和及时辅导，设置一部分人格教育必修课程，由电脑系统根据测试结果为大学生选择个性化的人格教育课程；第二个重要阶段是毕业之际，在大学生即将走入社会时，高校应加强对毕业生的个性化人格教育课程指导，引导大学生对自身有更客观的认识，通过人格教育课程并结合相关的量表测验让学生反思经过多年大学生活后其自身人格的变化。教师或辅导员根据大学阶段对学生的了解，针对不同学生的需求，及时开展就业或升学的一对一心理辅导和专业指导。

四、重视生态位分化：构建政府—社会—高校—家庭人格教育共同体

高职院校人格教育在教育生态系统中有适合自身的生态位。在大学生教育中还有思想政治教育、心理健康教育等，他们的根本目的是相同的，都是为了促进大学生全面发展。各种教育思想虽然在各自领域有所侧重，但是有重叠的部分，需要占用一部分共同资源，这就产生了生态位的竞争。这种竞争也有一定的助力作用，体现在有助于实现资源共享、弥补各自教育领域的不足。但是，如果竞争超过了临界值，就会出现负面效应。教育生态学所倡导的高职院校人格教育是将人格教育与生态环境的协同发展联系起来的，高职院校人格教育的实施和发展需要依靠多方面的力量，其中既包括大学生个体自我人格的提升和修复，也包括外部生态环境中各方力量的引导和支持，这两方面缺一不可。从教育生态学原理的角度来看，人格教育的过程是各种生态因子作用于自然环境、社会环境以及规范环境三大生态环境之间实现物质流、能量流、信息流之间的交换的过程。因此，必须打造优质的生态位环境，发挥人格教育不可替代的育人功能。同时，我们更应看到高职院校人格教育不同于其他教育的优势，它并不局限于校园环境或课堂教育，个体人格的形成受到来自多方面因素的影响，同样高职院校人格教育存在于各种教育生态环境中，所以要重视高职院校人格教育的生态位分化，实现各种教育资源的可利用性，最有效的途径就是构建政府—社会—高校—家庭的育人共同体，来实现多维度的协同人格教育。

显而易见，共同体有着共同的目标和理念，它的力量是巨大的。构建政府—社会—高校—家庭的育人共同体，无异于联合了人格教育社会生态环境中的所有主导力量，组成了协同平台。高职院校人格教育从来不单是某一方的责任，全社会都应成为育人课堂。首先将高职院校人格教育的理念贯穿于整个共同体中，共同体中的每一方都应通力合作。其次，共同体中的每一方都应各司

其职，明确自身在高职院校人格教育中所应承担的责任。政府需要出台相应的文件政策给予高职院校人格教育一定的制度保障，同时在经费投入、权益保障等方面给予支持和帮助。社会是一个大环境，首先要做的就是净化社会风气，使整个社会形成良好的舆论氛围，响应国家提出的关于高职院校人格教育的号召，企事业单位应多与高校合作，建立多个大学生实践基地，为大学生提供更好的实习和就业机会，让大学生在接触社会、体验社会的过程中锻炼本领，锤炼意志，磨砺人格，弥补高校人格教育中的不足。同时，社会应在政府的支持下与高校、家庭通力合作，建立 24 小时援助系统，为处于消极状态中或需要帮助的大学生提供援助服务，该援助系统的志愿者可以由多层次角色的人员组成，如专家、政府工作人员、高校教师、普通家庭的父母，主要是对大学生起到开导、指引的作用，帮助他们及时排解不良情绪，保持积极健康的情绪。高校在政府的支持下除了开展校内的高职院校人格教育，更应发挥自身的科学性，定期举办人格教育的各种公益讲座，宣传人格教育的作用和理念，并利用各种社会实践和支援服务活动等带领大学生走出校门，积极服务社会，回报社会，宣传和感受社会正能量。同时，高校应密切与大学生家庭的合作，主动开设家长的校园开放日，引导家长多多走进大学校园，了解子女的大学生活，高校应鼓励家长参与子女的大学开学典礼和毕业典礼，沟通大学生与父母之间的感情。父母在家庭中也应理解和贯彻高职院校人格教育的理念，对子女的教育尽量与高校的人格教育理念保持一致，发挥家庭教育正迁移的作用，积极参与到政府—社会—高校—家庭育人共同体的实践中。高职院校人格教育在教育生态环境中立足于自身生态位的同时，应重视生态位的分化，建立政府—社会—高校—家庭的共同体，充分发挥共同体协同育人功能，优化外部人格教育生态环境，推动高职院校人格教育的实施。

五、保持人格主体内稳态，引导大学生进行自我人格教育

基于教育生态学原理我们发现，影响高职院校人格教育的生态环境既包括外部的教育生态环境，也包括内部的教育生态环境。因此，提出高职院校人格教育对策也应从内、外教育生态环境入手，在优化外部教育生态环境，消除限制因子的同时，人格主体要进行自我人格积极调适，保持内稳态，内外双管齐下才能达到人格的平衡与和谐状态。

（一）加强身体素质训练，为人格主体内部生态稳定奠定基础

高职院校人格教育除了受到外部限制因子的影响，大学生个体的内部状态

显得更为重要，自我人格教育必不可少，主要包括两个方面：一是身体素质，二是心理状态。大学生保持健康良好的身体素质是个体人格内部生态稳定的物质基础。

健全人格是体育回馈给人类的最佳礼物。从许多例证来看，一个人的人格，更容易在体育的过程中得到完善，包括我们通常所谓的友谊与团结、和平与公平、关爱与尊重等精神内涵。可以说，越是经由团队协作所达成的体育项目，越是能够培育参与者更多的人格内涵，使之能够体悟作为社会成员的责任、义务等。因此，大学生必须要加强自身的身体素质训练，可以从以下几个方面入手：第一，参加晨跑计划训练，大学生可以按照班级或小组的形式组织晨跑训练，每周相互督促，定时打卡。在晨跑过程中不仅可以锻炼身体，调整科学的生物钟，养成早睡早起的良好习惯，还能在坚持晨跑的过程中训练耐力和意志力，促进身心健康发展。第二，以兴趣和特长为指引，组建大学生各类运动社团，聚集相同爱好的大学生个体共同参与体育运动。比如，轮滑社、骑行社、登山协会、健美操协会、武术协会、羽毛球协会等等。鼓励热爱某项体育运动的大学生积极组建各类社团，吸引有相同兴趣爱好或共同想法的大学生投身各项运动之中，在相互学习、共同切磋的过程中加强身体素质训练，在团队协作的过程中增强合作意识与自我责任感。第三，认真对待大学体育课程，扭转为应付考试而选修体育课程的错误观念。大多数高校的体育课程都包含理论课程与实践课程，采用必修与选修相结合的方式，体育课程种类齐全，涉及健美操、武术、交谊舞、各种球类、游泳等等。很多大学生把体育课程当成负担，总是以各种理由为借口请假，选课程时以通过率为标杆，哄抢通过率最高的课程。大学生应根据自身兴趣和特点选择自己喜欢的体育课程，认真学习体育课程理论，掌握科学的健身原理，珍惜体育锻炼的机会，不断加强体能训练。

（二）积极调适心理耐度，寻找人格主体内外平衡的有效结合点

"自我"对人格具有不可忽视的调节作用。大学生个体的内部生态环境对个体人格发展具有主导作用，大学生自身的身体素质条件是个体内部生态的基础，而大学生自身的心理状态则是沟通内外部人格教育的结合点。

基于教育生态学的原理，人格主体可通过"自我驯化"的方式调整自身心理状态的耐性限度，改变自身生态位，拓宽生态幅，这就需要引导大学生不断完善自我意识，使其将外在要求自觉转化为自身的发展需要，开始学会关注自身的社会价值。当遭遇挫折和困难时，培养乐观心态，进行正确归因，积极

面对，同时不断提升自我认同感。根据心理学的观点，个体的自我认同感越强，对外部条件要求也就越低，也就较容易获得成功感。有些大学生心理发展不成熟，情绪调节能力差，当心理受到创伤或遭受疾病时，焦虑、抑郁、愤怒等情绪便挣脱理性的闸门瞬间释放，甚至伴随一系列异常行为。为此，大学生个体必须要调试自身心理耐度，保持健康的心理状态，主要从以下几个方面入手：第一，树立正确的世界观、人生观、价值观，自觉把自身的能力与价值同社会发展联系起来；第二，积极进行心理素质方面的训练，寻求专业心理老师进行心理咨询与心理诊疗，采用科学的方法排解不良情绪，宣泄生活压力，保持健康心态；第三，在遇到困难时，进行积极的自我暗示，用积极的格言不断激励自己，自我排解，自我安慰，尽快走出情绪低谷；第四，有意识地养成自己的兴趣爱好，坚持做自己喜欢的事。生活里快乐的事情越多，个体的思想意识就会越活跃。当遭遇不尽如人意的事情时，也能进行替代活动，转移自身注意力，减少心理闭塞的可能性。通过以上途径使大学生不断调试自身的心理耐度，学会自我教育、自我控制、自我发展，形成积极健康的良好心态，稳定健全的人格。

参考文献

[1] 屈瑛. 生态教育理念引领下的学校教育生态构建 [M]. 长春：吉林出版集团股份有限公司，2020.

[2] 彭妮娅. 生态教育的现状及路径 [M]. 北京：中国财政经济出版社，2020.

[3] 岳伟. 生态文明教育研究 [M]. 北京：中国社会科学出版社，2020.

[4] 陈根红. 高职生态文明教育 [M]. 长沙：湖南师范大学出版社，2020.

[5] 高立龙. 生态文明教育 [M]. 北京：人民出版社，2020.

[6] 林媛，杜立群. 环境生态文明教育 [M]. 北京：北京师范大学出版社，2020.

[7] 徐湘荷. 生态文明视域下环境教育的转型研究 [M]. 北京：中国社会科学出版社，2020.

[8] 陈艳芳，宁岩鹏. 高校思想政治教育生态论研究 [M]. 秦皇岛：燕山大学出版社，2019.

[9] 潘强，许钟元，刘旭主. 高校网络思想政治教育生态系统构建研究 [M]. 北京：中央编译出版社，2019.

[10] 阎红，叶建忠. 生态文明教育研究 [M]. 北京：知识产权出版社，2019.

[11] 陈丽鸿. 中国生态文明教育理论与实践 [M]. 北京：中央编译出版社，2019.

[12] 吴桢婧. 生态观与大学生思想政治教育融合研究 [M]. 西安：世界图书出版西安有限公司，2019.

[13] 韦祖庆. 传统文化生态观的教育传承研究 [M]. 北京：光明日报出版社，2018.

[14] 顾秀梅，胡金华. 高职国际化人才培养环境生态重构研究 [M]. 苏州：苏州大学出版社，2018.

[15] 王建华，曹晓清. 创建生态特色学校校园生物多样性教育资源开发和应用指南 [M]. 上海：上海教育出版社，2018.

[16] 王利华. 基于学习共同体的高校外语课堂生态环境研究 [M]. 开封：河南大学出版社，2018.

[17] 凌守兴，陈家闯. 演化博弈视角下的高职校企合作生态系统构建 [M]. 苏州：苏州大学出版社，2018.

[18] 徐友辉，何雪梅，罗惠文. 高职院校学生教育管理创新研究 [M]. 成都：西南交通大学出版社，2018.

[19] 张娜，胡永松. 高职学生心理健康与成长创新教程 [M]. 北京：国家行政学院出版社，2018.

[20] 刘湘溶. 生态文明建设视域下的环境教育 [M]. 长沙：湖南师范大学出版社，2017.

[21] 屈维彪. 高职院校学生工作实务 [M]. 北京：光明日报出版社，2017.

[22] 蔺桂瑞，杨芷英. 心理健康教育视域下的校园心理生态环境建设 [M]. 长沙：湖南师范大学出版社，2017.

[23] 李维锦. 生态文化教程 [M]. 北京：中国铁道出版社，2017.

[24] 杨小军，盛欣. 新媒体环境下高校生态文明教育创新研究 [M]. 长春：吉林人民出版社，2017.

[25] 冉超凤，黄天贵. 高职大学生心理健康与成长 [M]. 4 版. 北京：科学出版社，2017.

[26] 彭立威，李姣. 人格教育生态化从单面到立体 [M]. 长沙：湖南师范大学出版社，2015.

[27] 李志河. 我国高职院校学生学习能力评价及培养研究 [M]. 重庆：重庆大学出版社，2015.

[28] 林黎华. 基于教育生态学理论的高中思想政治课生态教学 [M]. 广州：广东高等教育出版社，2015.

[29] 范国睿. 教育生态学 [M]. 北京：人民教育出版社，2014.

[30] 邓小泉. 中国传统学校教育生态系统的历史演化 [M]. 苏州：苏州大学出版社，2014.

[31] 郑宽明，张剑主. 构建区域教育信息化生态环境的研究与实践 [M]. 成都：西南交通大学出版社，2013.